Kurt Ludwig Nübling

Aromatherapie für Einsteiger

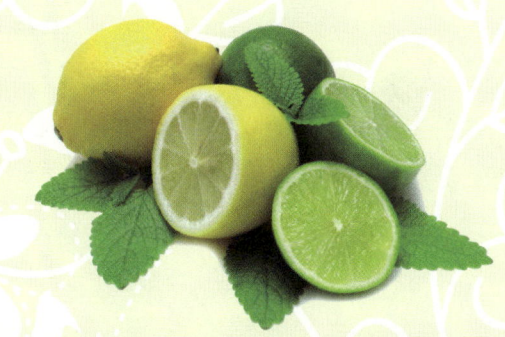

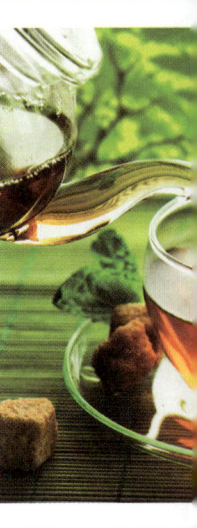

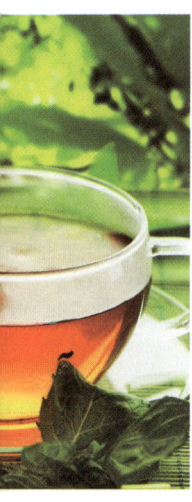
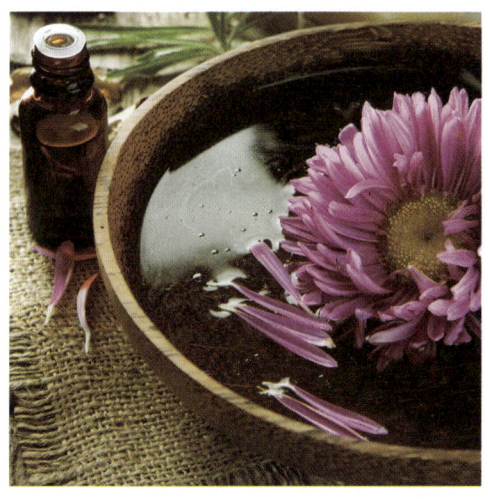

Kurt Ludwig Nübling

Aromatherapie für Einsteiger

Die gebräuchlichsten ätherischen Öle
auf einen Blick

Wie es zu diesem Buch kam

Ein Leben ohne ätherische Öle? Für mich kaum vorstellbar! Seitdem ich als Siebzehnjähriger durch eine Reise in den Orient den bewussten Impuls für den Umgang mit Düften erhielt, bin ich von den wundervollen Pflanzenessenzen fasziniert. Von 1977 bis 1985 wandte ich mit Begeisterung ätherische Öle bei meinen Massagebehandlungen an. 1986/87 wurde aus der Berufung auch mein Beruf.

Als mich mein Verleger Konrad Halbig im Januar 2012 fragte, ob ich nicht ein Einsteigerbuch über Aromatherapie schreiben möchte, sagte ich spontan zu – und wunderte mich im nächsten Moment über meine Zusage. Es gibt ja schon so viele gute und ausführliche Bücher über Aromatherapie. Aber so ganz reduziert auf wenige Öle – das reizte mich. Kaum hatte ich mit dem Schreiben angefangen, wurde mir klar, wie schwierig das Weglassen bei so einem komplexen Thema ist. Aus den anfänglich geplanten 20 Ölen wurden dann doch 46 – was jedoch nur ein Bruchteil aller im Handel erhältlicher Essenzen ist.

Nach 25 Jahren Wohlgeruch an jedem Tag möchte ich Ihnen die Inspiration und die Duftfülle näherbringen, mit der uns die Natur beschenkt. So wünsche ich Ihnen einen leichten und entspannten Einstieg in die Welt der Düfte. Mögen Ihnen die ätherischen Öle viel Freude bereiten und Ihr Leben auf vielfältige Weise bereichern!

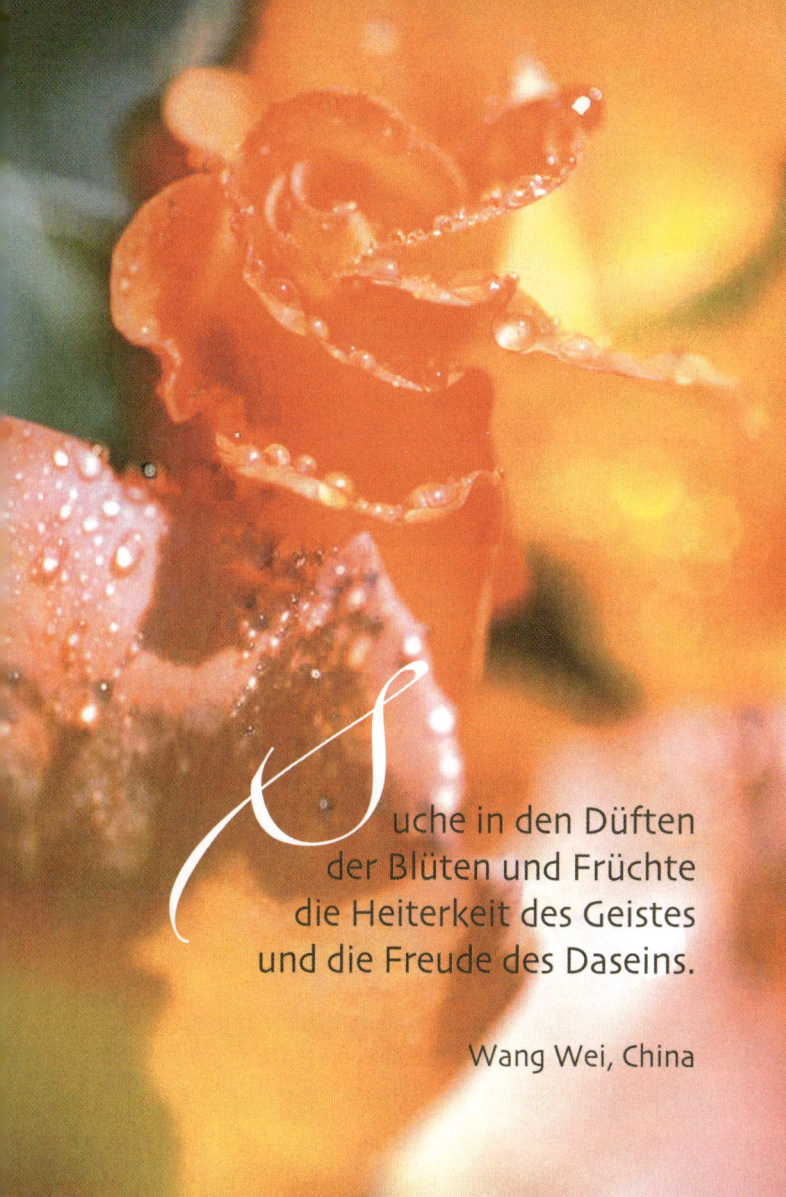

Suche in den Düften
der Blüten und Früchte
die Heiterkeit des Geistes
und die Freude des Daseins.

Wang Wei, China

Düfte sind ein mächtiger Zauber ...

... der uns von der Zeugung bis zum Lebensende während unseres ganzen Daseins begleitet.

Schon unser erster Schritt ins Leben ist von Duft geprägt: Die menschliche Eizelle duftet nach Maiglöckchen. Die Spermien können riechen und folgen dem ausgeströmten Duft der Eizelle, um sie danach zu befruchten.

Der Riechsinn entwickelt sich als erster Sinn im Mutterleib. Dazu werden allein tausend Gene verwendet, das sind fünf Prozent unserer gesamten Gene. Nach der 24. Schwangerschaftswoche ist der Riechsinn beim werdenden Kind bereits voll ausgebildet. Neugeborene nehmen die Welt zunächst und hauptsächlich durch Gerüche wahr.

Von Geburt an und solange wir leben, werden alle intensiven Erfahrungen in Verbindung mit dem dabei wahrgenommenen Duft in unserem Gehirn gespeichert. So können wir Erlebnisse – ob gut oder schlecht – selbst nach vielen Jahren durch den Duft wieder in unser Bewusstsein bringen. Wir nehmen den entsprechenden Duft wahr und erinnern uns sofort an das damals Erlebte, z.B. an den Italien-Urlaub in unserer Kindheit, und an unsere Gefühle. Zeit spielt dabei keine Rolle; die Erinnerung durch Düfte funktioniert auch noch nach Jahrzehnten. Ich bin überzeugt: Jeder, der riechen kann, hat schon so eine Erfahrung gemacht. Wir erinnern uns an den Geruch bei Oma und Opa, den Duft der Weihnachts-plätzchen, der Schule und der Bücher – und vor allem an die intensivste Erfahrung beim ersten Verliebtsein. Da läuft unser Geruchssinn auf Hochtouren! Es ist kein Zufall, dass wir uns am liebsten im Frühjahr verlieben, wenn die Natur ihre Duftcocktails am stärksten verströmt. Ein Schmetterling kann sogar über mehrere Kilometer hinweg eine aufgehende Blüte wahrnehmen und fliegt über die von den Pflanzen ver-strömte Duftspur dorthin.

In unserer Welt gibt es rund eine Million Düfte, die von unter-schiedlichen Lebewesen wahrgenommen werden.

Vom Blütenduft
überwältigt zu werden,
ist eine lustvolle Niederlage.

(Beverly Nichols)

Düfte sind die Hotline zu unseren Emotionen ...

... und beeinflussen unser Wohlbefinden.

Von den bekannten fünf Sinnen, über die wir die Welt wahrnehmen – Sehen, Hören, Tasten, Schmecken, Riechen –, ist uns der Geruchssinn wohl am meisten unbewusst. In unserer mehr und mehr audiovisuell geprägten Gesellschaft ist es sehr wichtig, dass wir unseren zum Teil verkümmerten Riechsinn wieder beleben und ihn uns bewusster machen. Wir können wegschauen, die Ohren zuhalten, das Tasten oder das Schmecken unterlassen. Doch »wegriechen« können wir nicht, da wir atmen müssen, um zu leben.

Düfte wurden schon vor über 5000 Jahren verwendet. Die ältesten Zeugnisse stammen aus Ägypten. Die Ägypter waren Experten für Kosmetik, Salben und Düfte. Sie kannten noch keine Destillation, aber Extraktionsverfahren, um die ätherischen Öle aus den Pflanzen zu gewinnen.

Unsere Riechsensoren in der Nase sind direkt mit unserem Gehirn verbunden. Düfte gelangen daher – anders als Töne oder Bilder – direkt, ungefiltert und unzensiert in die innerste Schaltzentrale unseres Gehirns, in unser »Riechhirn«.

Dort wird der Geruch ausgewertet, verglichen und weitergeleitet an das limbische System, den evolutionsgeschichtlich ältesten Teil des Gehirns, der auch als emotionales Gehirn bezeichnet wird; es ist unserem »Verstandes- oder Denkhirn«

vorgeschaltet. Über den eintreffenden Duft wird sofort ein Gefühl erzeugt, noch bevor das bewusste Denken den Duft wahrgenommen hat. Dabei wird auch gleich die Entscheidung über Sympathie oder Antipathie getroffen. Ob wir uns bei dem Duft wohlfühlen oder unwohl, ist also geprägt von der Erfahrung, die wir in der Vergangenheit damit gemacht haben.

Jetzt verstehen wir, warum Düfte unsere Gefühle und auch unsere Entscheidungen steuern.

In der alten vedischen Literatur wurden in Indien ca. 2000 v. Chr. unter anderem Zimt, Narde, Myrrhe, Koriander und Sandelholz erwähnt. Chinesische Quellen sind im Buch über »Innere Medizin des gelben Kaisers« zu finden. In Indien und China betrachtete man ätherische Öle als wesentliches Energiepotenzial einer Pflanze und verwendete sie, um Körper, Geist und Seele zu verbinden.

Ätherische Öle werden auch
als die Seele der Pflanze bezeichnet
und der Duft
als die Gefühle der Pflanzen.

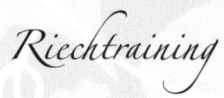

Riechtraining

Normalerweise nimmt ein Mensch etwa 10.000 Gerüche mühelos wahr. »Geübte Nasen«, besonders Parfümeure, können bis zu 30.000 Düfte unterscheiden.

Unser Geruchs- und unser Geschmackssinn lassen sich trainieren und dadurch verfeinern. Wir werden sensibler in der Wahrnehmung und können die mannigfaltigen Nuancen unterscheiden. So werden wir mit mehr Sinnes- und Lebensfreude und mit höherer Lebensqualität belohnt. Wer seine Sinne wach und lebendig erhält, fühlt sich länger jung.

Benutzen wir unsere Muskeln nicht, bilden sie sich zurück; versäumen wir es, unser Gedächtnis zu trainieren, vermindert sich bald seine Leistung. Genauso ist es mit dem Geruchssinn: Wer ihn z. B. durch Krankheit, Unfall o. Ä. verloren hat, ist stark beeinträchtigt.

Ein Nebeneffekt, der sich wie von selbst einstellt: Bei Wohlgerüchen atmen wir viel tiefer ein. Die Lungen werden geweitet und unsere Zellen werden mit mehr Sauerstoff versorgt.

So trainieren Sie spielerisch Ihren Geruchssinn

Wählen Sie täglich ein oder mehrere Fläschchen ätherisches Öl und riechen Sie ganz bewusst daran. Beginnen Sie in einem angemessenen Abstand zu Ihrer Nase und verringern Sie die Entfernung, bis es für Sie angenehm ist. Schließen Sie dabei die Augen, damit Sie Ihre Wahrnehmung noch intensiver auf die Nase richten. Atmen Sie ein und lenken Sie Ihre Aufmerksamkeit auf den Duft. Bemerken Sie, wie sich der Verlauf des Duftes verändert?

Halten Sie sich dann einmal das rechte, danach das linke Nasenloch zu und realisieren Sie die Veränderung.

Nun riechen Sie wieder mit der ganzen Nase. Lassen Sie sich Zeit, das ganze Duftbouquet zu entdecken. Fühlen Sie, wohin der Duft geht: Wo spüren Sie ihn im Körper? Steigt er auf oder ab? Landet er im Kopf, im Herzen oder im Bauch oder noch tiefer? Welche Bilder, Erinnerungen oder Empfindungen tauchen in Ihnen auf?

Meine Beziehung zu Lavendel hat sich im Lauf der Zeit um hundert Prozent verändert. War er vorher besetzt mit der Assoziation »Großmutters Schrank«, »muffig«, »ältlich«, gewann er plötzlich durch das Riechtraining eine frische, krautige Note. Inzwischen ist er ein ständiger Begleiter in meinem Leben. Er erinnert mich an leuchtend blau-violette Blüten sowie an Schmetterlinge, die sich darauf tummeln, und vermittelt mir ein entspanntes und leichtes Gefühl.

Sie können dieses Riechtraining auch erweitern, indem Sie es auf die Gerüche in Ihrem Alltag ausdehnen.

Genießen Sie erst einmal den Duft der Speisen auf Ihrem Teller, bevor Sie die Gabel in den Mund schieben. Halten Sie Ihre Nase zu, werden sie anders schmecken, als wenn Sie Ihre Nase öffnen. Sie kennen den Trick, wenn es um ungefällig schmeckende Medizin geht. Aber wer will sich schon durch eine zugehaltene Nase den Wohlgeruch und -geschmack einer leckeren Mahlzeit schmälern?

Strecken Sie Ihre Nase vor die Tür und schnuppern Sie, wie das Wetter riecht. Regen, Schnee und Sonne, die Jahreszeiten riechen unterschiedlich. Riechen Sie beim Spazierengehen bewusst an einer Baumrinde, einer Blüte, einem Blatt oder an der Erde.

Lassen Sie sich auf dieses Spiel ein, dann wird die verborgene Welt der Düfte für Sie mehr und mehr sichtbar und transparent. Es ist eine spannende Reise, die nie langweilig wird, weil es so viel zu entdecken gibt!

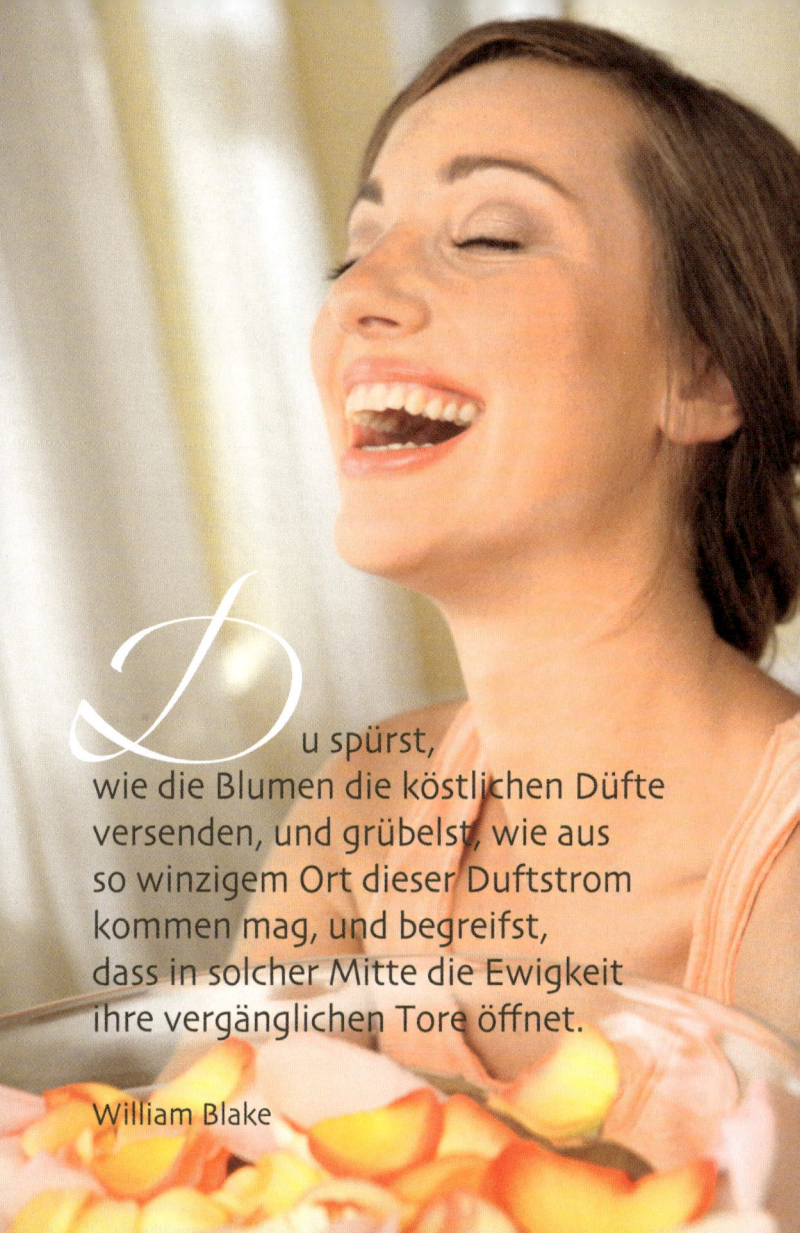

Du spürst,
wie die Blumen die köstlichen Düfte
versenden, und grübelst, wie aus
so winzigem Ort dieser Duftstrom
kommen mag, und begreifst,
dass in solcher Mitte die Ewigkeit
ihre vergänglichen Tore öffnet.

William Blake

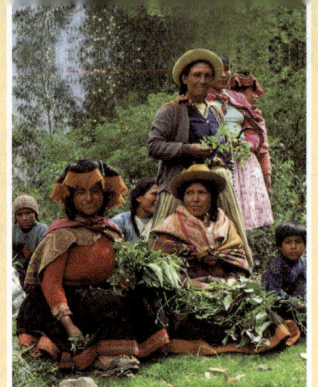
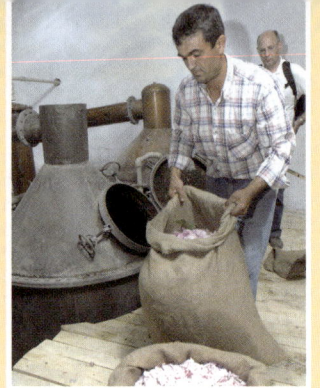

Was sind ätherische Öle?

Ätherische Öle sind hochkonzentrierte und komplexe Pflanzenessenzen, die durch Wasserdampfdestillation, Schalenpressung oder Extraktion gewonnen werden. Sie werden »ätherisch« genannt, weil sie sich schnell verflüchtigen. Sie sind die Sprache, mit der die Pflanze kommuniziert, sich vor ihren Feinden schützt oder nützliche Insekten anlockt.

Ätherische Öle bestehen materiell aus biochemischen Inhaltsstoffen, die Experten Hinweise auf die Wirkung des jeweiligen ätherischen Öls geben.

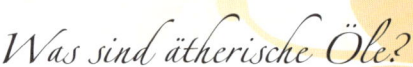

*D*uft ist
der Atem der Pflanzen.

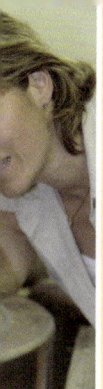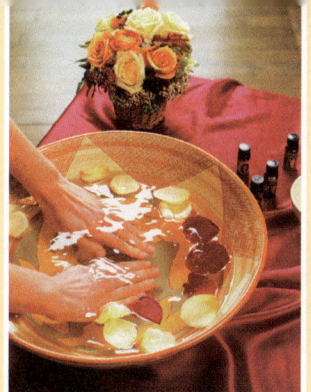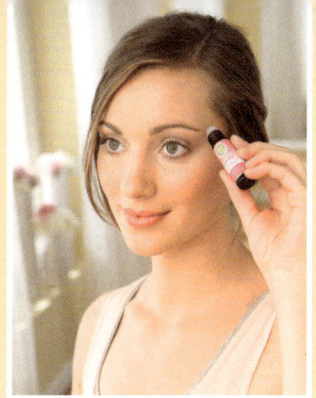

Wie wirken ätherische Öle?

Ätherische Öle wirken auf Körper, Geist und Seele – also ganzheitlich auf den gesamten Menschen.

Sie fördern die Gesundheit, reduzieren die Bakterienkonzentration der Raumluft, machen sich positiv im Immunsystem bemerkbar und wirken antiviral, bakterizid sowie pilztötend.

Von Bedeutung ist auch, mit welcher Absicht und mit welchem Vertrauen man die ätherischen Öle anwendet. Wünschen Sie einen bestimmten Effekt, finden aber zu dem angegebenen Öl keine Beziehung, dann wählen Sie einfach ein Öl mit ähnlicher Wirkung, zu dem Sie Zugang und Vertrauen haben. Das Gleiche gilt, wenn Sie sich mit der betreffenden Pflanze besonders verbunden fühlen: Das Resultat wird auf jeden Fall besser!

Auf der geistig-seelischen Ebene heben ätherische Öle die Laune und stimmen heiter; sie bauen Stress ab und harmonisieren, sie befreien, erfrischen und reinigen, sie beruhigen und entspannen. Das Wirkungsspektrum der ätherischen Öle ist so vielfältig und komplex, dass wir uns in diesem Einsteigerbuch hauptsächlich auf die Anwendung zugunsten wohltuender psychischer Effekte konzentrieren. Bei der Beschreibung mancher Pflanzenessenzen und auf den Seiten 102–106 dieses Buches finden Sie jedoch auch die »Haus- und Reiseapotheke« mit besonderen Tipps für die Erste Hilfe. Sofern Sie sich für weitere therapeutische Anwendungen interessieren, empfehlen wir Ihnen den Besuch bei gut ausgebildeten Aromatherapeuten und -experten und die Lektüre sehr guter und ausführlicher Fachliteratur.

1988 besuchte ich auf dem »Natur und Geist«-Kongress in Hannover einen Vortrag von Prof. Hans Peter Dürr, Physiker und Träger des alternativen Nobelpreises. Dieser Vortrag prägte mein Leben auf sehr einschneidende Weise. Er erklärte den Unterschied zwischen Naturwissenschaft und Erfahrungswissenschaft anhand folgendem Beispiel:

Ein Forscher geht mit einem Netz ins Meer, das eine Maschengröße von 5 mm hat, und fischt alles heraus, das hängen bleibt. Für die Disziplin Naturwissenschaft existiert in diesem Moment nur das, was größer ist als 5 mm, weil das Messinstrument Netz zu diesem Zeitpunkt nur diese Messmöglichkeit bietet, nämlich 5 mm. Zwei Jahre später hat man ein Netz entwickelt, dessen Maschengröße 3 mm ist, und ein

Jahr später nur noch 1 mm. Auf einmal gibt es viel mehr, das existiert – im Rahmen der Disziplin Naturwissenschaft.

Nun glauben die einen, es existiere nur das, was man messen kann. Dagegen wissen die anderen, dass es noch mehr gibt, obwohl man es im Moment mangels geeignetem Instrument noch nicht messen kann. Darüber hinaus wissen etliche, dass es ganz viel auf Erfahrung basierendes Wissen gibt. Dies kann genauso wertvoll sein wie das, was gemessen werden kann. Auf die Aromatherapie übersetzt heißt das für mich: Es ist hilfreich, dass inzwischen so viele wissenschaftliche Erklärungen für die Wirksamkeit der ätherischen Öle vorliegen. Aber genauso wichtig und wertvoll ist das vielfältige Erfahrungswissen all derjenigen, die sich seit vielen Jahren damit beschäftigen und deshalb vielen Menschen bei den verschiedensten Begebenheiten helfen konnten. Nach Paracelsus: Wer heilt, hat recht!

Nach meinem Empfinden ist die Zeit gekommen, in der sich die strengen Grenzen und Trennlinien dieser beiden Bereiche aufweichen und sich Naturwissenschaft und Erfahrungswissenschaft gegenseitig mehr und mehr inspirieren.

*Pflanzendüfte erzählen
von verwandeltem Sonnenschein,
sie sind leicht und luftig und flüchtig zugleich.*

(Gerhild Birmann-Dähne)

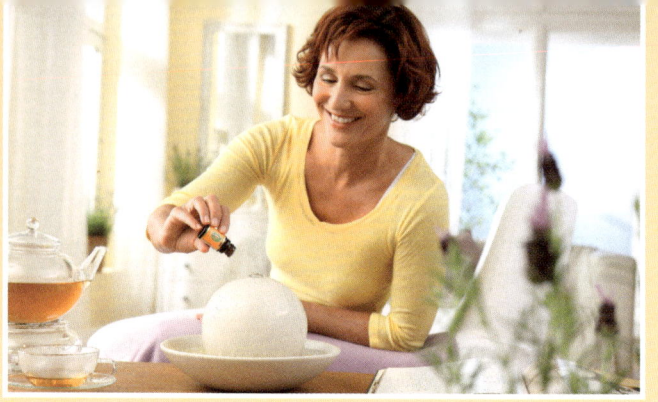
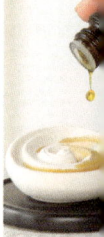

Wie erkenne ich die Qualität eines ätherischen Öls?

❋ **Synthetische Düfte** werden chemisch zusammengebaut und haben oft Duftrichtungen, die es aus naturreinen ätherischen Ölen gar nicht gibt: Ozean, Flieder, Melone, frische Brötchen, frisches Gras u.v.a. Sie finden Anwendung in Waschmitteln, Weichspülern, Kosmetik, Duftstäbchen, Duftbäumchen, Raumdüften. Immer mehr Menschen reagieren allergisch darauf. Diese Düfte sind kein Ersatz für ätherische Öle und wirken nicht bakterizid und antiviral in der Raumluft!

❋ **Naturidentische Öle** sind aus natürlichen und synthetischen Stoffen nachgestellt und riechen oft wie natürliche Stoffe, z.B. Fichtennadeln, Zitrone usw. Sie werden billig angeboten, da die Herstellungskosten nur einen Bruchteil im

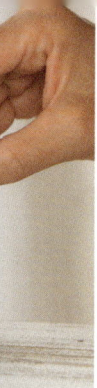
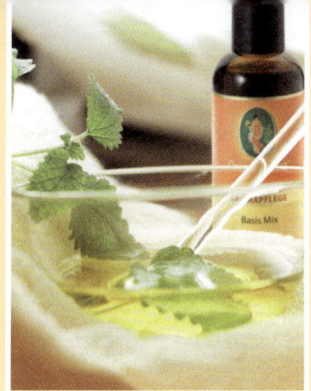
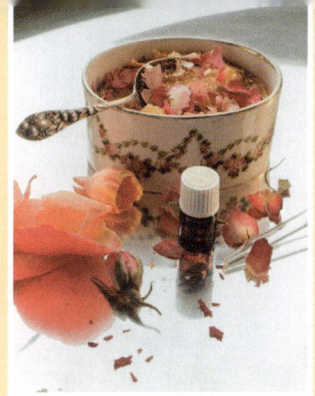

Vergleich zu jenen naturreiner ätherischer Öle betragen. Für die Aromatherapie eignen sie sich nicht!

✾ **Natürliche Öle** bestehen aus natürlichen Stoffen, aber sie enthalten nicht nur die jeweils angegebene Pflanze, sondern können durch andere Pflanzen mit ähnlichen Inhaltsstoffen gestreckt sein. Das wird häufig bei teuren Ölen praktiziert, um einen günstigeren Preis zu erzielen: Rosenöl kann z. B. mit Rosengeranie verlängert werden.

✾ **100 % naturreine Öle** stammen ausschließlich von der angegebenen Pflanze und unterliegen einer strengen Qualitätskontrolle. Hier gelten folgende Qualitätsmerkmale:

✍ **Demeter** ist das Markenzeichen für Produkte aus biologisch-dynamischer Wirtschaftsweise. Dieses Label steht für eine Biolandwirtschaft, bei der auch die jahreszeitliche Rhythmenlehre einbezogen wird. Die Bodenfruchtbarkeit wird mit Mineral- und Pflanzenpräparaten aktiviert. Nur streng kontrollierte Vertragspartner dürfen das Demeter-Zeichen nutzen.

✍ **kbA** sind Öle aus kontrolliert biologischem Anbau gemäß den EU-Richtlinien des ökologischen Landbaus. Hier wird auf chemisch-synthetische Dünge- und Pflanzenschutzmittel sowie auf Gentechnik verzichtet.

✍ **Ws** sind Wildsammlungen. Diese Pflanzen wachsen wild und werden nicht von Menschen angebaut. Lizenzen regeln ein legales und geordnetes Sammeln innerhalb einer bestimmten Region oder Gegend.

✍ **konv.** sind ätherische Öle aus konventionell angebauten Duftpflanzen. Hier gibt es große Qualitätsunterschiede. Seriöse und verantwortungsbewusste Anbieter prüfen jedes einzelne Öl auf seine Inhaltsstoffe mittels Gaschromatografie (GC) und Massenspektralanalyse (MS).

Inzwischen gibt es die meisten 100 % naturreinen ätherischen Öle in Demeter- und kbA-Qualität. Dadurch wird auch ein schonender und nachhaltiger Umgang mit der Natur sowie ein sehr wesentlicher Beitrag zur Artenvielfalt und generell zum Umweltschutz gewährleistet.

Ätherische Öle wirken – wie die synthetischen Duftstoffe – körperlich, seelisch und geistig. Außerdem gelangen sie über unsere Nase und Haut in unsere Blutbahn. Daher ist es äußerst wichtig, dass die Öle von bester Qualität, 100 % naturrein und möglichst aus kontrolliertem biologischem Anbau sind.

Jedes ätherische Öl besteht aus vielen verschiedenen biochemischen Inhaltsstoffen, von denen etliche noch völlig unbekannt und nicht erforscht sind. Da sämtliche Inhaltsstoffe die Wirkung in ihrer Komplexität ausmachen, ist von synthetischen und naturidentischen Ölen abzuraten. Die Intelligenz der Natur ist noch nicht nachbaubar.

Auf dem Etikett sollten also folgende Angaben zu finden sein:
* der Hinweis »100 % naturreines ätherisches Öl«
* der botanische, lateinische Name
* der Pflanzenteil, der verwendet wurde
* das Herkunftsland, gegebenenfalls der Name des Anbaugebiets, des Anbauverbands bzw. der Kooperative
* die Art des Anbaus, z. B. Demeter, kbA, Ws oder konv.
* das Gewinnungsverfahren, z. B. Wasserdampfdestillation
* die Chargennummer; sie wird nach jeder einzelnen Gewinnung vergeben – was bedeutet, dass der Anbieter um Transparenz und Eigenkontrolle bemüht ist

Ätherische Öle sind lichtempfindlich. Achten Sie beim Kauf auf Dunkelglasflaschen.

100 % naturreine ätherische Öle erhalten Sie in Apotheken, Naturkostläden, Reformhäusern, bei Kosmetikerinnen, Therapeuten, Geschenk- und Buchläden und im Internet (allerdings ist bei Letzterem Probeschnuppern noch nicht möglich ...).

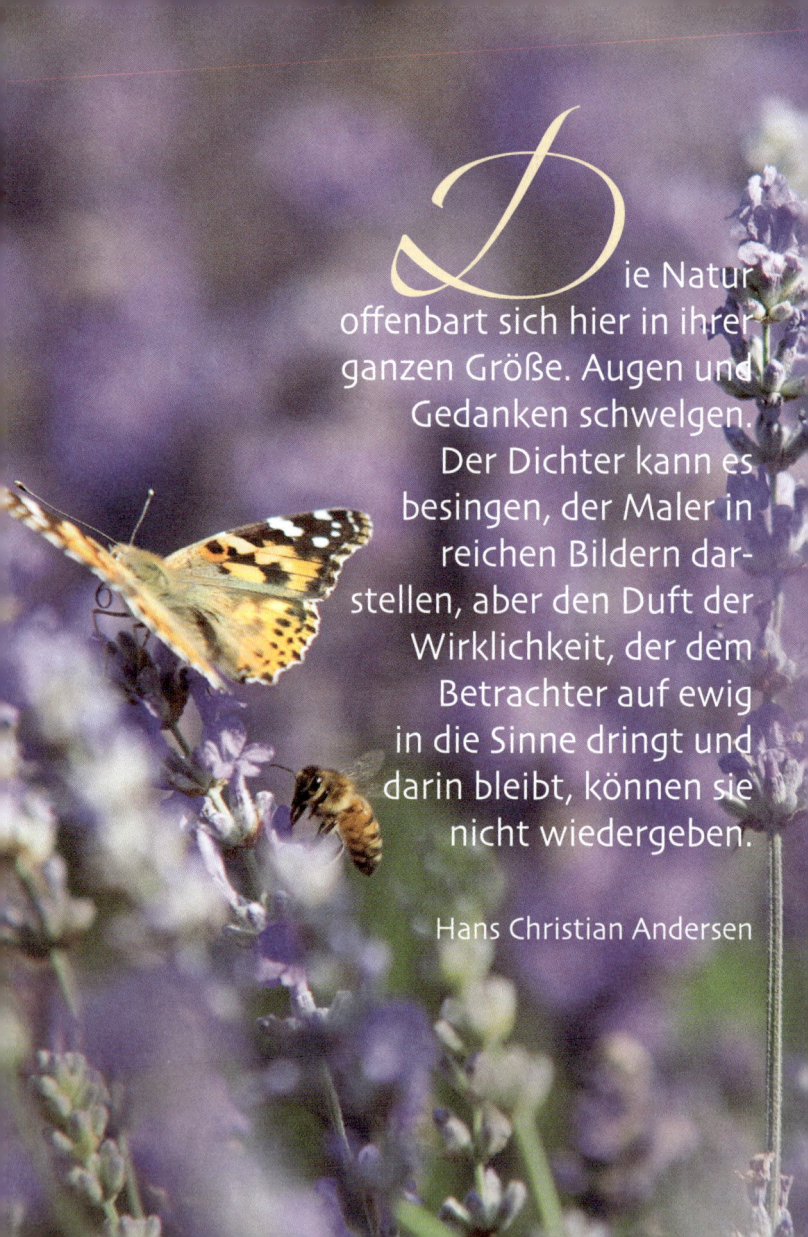

*D*ie Natur offenbart sich hier in ihrer ganzen Größe. Augen und Gedanken schwelgen. Der Dichter kann es besingen, der Maler in reichen Bildern dar- stellen, aber den Duft der Wirklichkeit, der dem Betrachter auf ewig in die Sinne dringt und darin bleibt, können sie nicht wiedergeben.

Hans Christian Andersen

Der Umgang mit ätherischen Ölen

Die folgenden Sicherheitsempfehlungen sollen Ihre Freude an ätherischen Ölen keineswegs mindern, sondern Ihnen bewusst machen, wie intensiv die Kräfte der Natur sein können.

Weniger ist mehr!

* Ätherische Öle sind hochkonzentriert; sie bilden gleichsam komprimierte Energiepakete. Man braucht nur sehr wenige Tropfen, um eine Wirkung zu erzielen.
* Besondere Vorsicht ist geboten bei Säuglingen, Kleinkindern und Schwangeren, aber auch bei Epileptikern und Bluthochdruck-Patienten. Spezielle Warnhinweise finden Sie in diesem Buch bei der jeweiligen Beschreibung unter dem Stichwort »Vorsicht«.

Empfindlichkeit und direkter Hautkontakt

* Ätherische Öle können die Schleimhäute reizen. Daher sollte man sie nicht in die Augen bringen. Sie gehören auch nicht in Kinderhände.
* Ätherische Öle sollten auf der Haut stets verdünnt angewendet werden, also vermischt mit einem Pflegeprodukt (Shampoo, Ölbad, Bodylotion) oder mit einem fetten, reinen Pflanzenöl: Als Basis- oder Trägeröl für die äthe-

rischen Öle eignen sich z. B. Aprikosenkernöl, Avocadoöl, Mandelöl, Olivenöl oder Weizenkeimöl. Jojobaöl hat hier eine Sonderstellung: Es ist eigentlich ein Wachs, wird also nicht ranzig. Ein wenig Jojobaöl in der jeweiligen Mischung verlängert die Haltbarkeit!

❋ Bei empfindlicher und zu Allergien neigender Haut können Sie eine Kontaktprobe in der Armbeuge vornehmen. Rötet sich die Haut nach dem Auftragen, sollten Sie auf das entsprechende Öl verzichten.

❋ Bestimmte ätherische Öle erhöhen die Lichtempfindlichkeit der Haut. Nach dem Auftragen bitte mindestens zwei Stunden nicht an die Sonne gehen.

Einnahme

❋ Die Einnahme von ätherischen Ölen zu Heilzwecken sollte unbedingt mit erfahrenen Therapeuten abgestimmt werden!

❋ Grundsätzlich gilt: Bestimmte ätherische Öle, z. B. Zitrusöle, sollten niemals unverdünnt eingenommen werden!

❋ Ein besonderes Thema ist die Aromaküche. Hier werden die ätherischen Öle sehr stark verdünnt. Es ist wichtig, dass Sie hier allerhöchste Qualität (100 % naturrein, Demeter oder kbA) verwenden. Inzwischen sind auch Öle auf dem Markt, die eine Zulassung als Lebensmittel haben und als solches gekennzeichnet sind.

❋ Kinder und Schwangere sollten grundsätzlich keine ätherischen Öle einnehmen – auch nicht in der Aromaküche!

- Bei zu hoher Dosierung können Vergiftungserscheinungen auftreten – dann unbedingt die Giftnotrufzentrale (Telefon 030/1924-0) anrufen.

Haltbarkeit

- Die durch Wasserdampfdestillation gewonnenen Öle sind lange haltbar. Allgemein gilt:
  - Zitrusdüfte sind schneller flüchtig und ca. ein Jahr haltbar. Sie reagieren mit dem Sauerstoff in der angebrochenen Flasche.
  - Blüten- und Holzdüfte halten länger – manche werden sogar im Lauf der Zeit besser. Öle wie Rose, Patchouli, Vetiver und Sandelholz duften voller und weicher, je älter sie werden.
- In der Naturkosmetik werden ätherische Öle wegen ihrer langen Haltbarkeit als natürliche Konservierungsstoffe verwendet.

Lagerung

Da ätherische Öle leicht entflammbar sind, sollte man sie von offenem Feuer fernhalten und nicht ins pralle Sonnenlicht stellen. Ätherische Öle müssen auch vor sonstiger intensiver Wärmestrahlung geschützt werden. Am besten lagert man sie kühl, dunkel und in einem luftdichten Gefäß, das nach Gebrauch sofort wieder verschlossen wird.

Wo werden ätherische Öle verwendet?

Ätherische Öle finden inzwischen breite Anwendung:

* Beduftung bei Messen, Ausstellungen und Events, in Firmengebäuden, Hotels, in Wellness- und Badecentern
* Energetische Reinigung (Space Clearing) durch Beduftung in Warte-, Behandlungs- und Therapieräumen bzw. in alten, vorbelasteten oder stark frequentierten Räumen
* Geburtshilfe (durch Beduftung, Körper- und Massageöle, Bäder u.v.a.)
* Kosmetik (in Gesichtswasser, Cremes, Ölen, Lotionen, Masken, Kompressen)
* Krankenpflege (durch Beduftung, Körper- und Massageöle, Wickel, Kompressen, Bäder u.v.a.)
* Raumbeduftung
* Haus- und Reiseapotheke
* Schule: Wird das Lernen durch Duft begleitet, steigern sich Konzentration und Aufnahmefähigkeit und das Gelernte kann dank des Dufts leichter abgerufen werden
* Sport (Körper- und Massageöle, Bäder, Einreibungen, Kompressen)
* Sterbebegleitung (durch Beduftung und Massageöle)
* Therapeutisch bei Coachings als »Ankeröl«, ebenso zum Loslassen von Traumata sowie negativen Erlebnissen und Erinnerungen

Wie mische ich ätherische Öle?

In rund abgestimmten Duftkompositionen verwendet man mindestens eine Kopf-, Herz- und Basisnote.

Kopfnoten sind leicht flüchtig und verdampfen in rund 2 Stunden. Das sind hauptsächlich Zitrus- und Nadelöle.

Kopf-Herz-Noten verdampfen in ca. 2 bis 3 Stunden.

Herznoten entwickeln langsam ihr Duftbouquet und verdampfen in ca. 3 bis 4 Stunden. Dazu gehören vorwiegend Blüten, blühende Heilkräuter und Gewürzöle.

Herz-Basis-Noten verdampfen in 4 bis 5 Stunden.

Basisnoten verflüchtigen sich sehr langsam, sie verdampfen in 5 bis 8 Stunden. Es sind meist Holz-, Wurzel- und Harzöle.

Für Mischungen besorgen Sie sich am besten dunkle Fläschchen, in die Sie das gewünschte Öl hineinträufeln. Bei den Beschreibungen einzelner Essenzen in diesem Buch finden Sie Vorschläge für bewährte Mischungen. Lassen Sie sich aber ruhig von Ihrer eigenen Nase leiten. Von der Mischung können Sie dann pro Anwendung 3 bis 5 Tropfen in die Duftlampe geben. Falls Sie eine größere Menge anmischen möchten, verdoppeln oder vermehrfachen Sie die jeweilige Tropfenanzahl so, dass das Verhältnis der einzelnen Essenzen gleich bleibt.

Zur Probe nehmen Sie 2 oder 3 geöffnete Fläschchen der einzelnen ätherischen Öle, die Sie mischen möchten, in eine Hand und führen sie in Kreisen an der Nase vorbei. Dabei vermischen sich die Düfte und Sie bekommen eine Ahnung von der Komposition.

Wenn die Mischung fertig ist, umfassen Sie das Fläschchen mit beiden Händen und stellen sich vor, wie sich die einzelnen Kräfte der Pflanzen miteinander verbinden und das Thema tragen, das Sie gewählt haben. Wie auf Seite 15 erwähnt: Ihre Absicht, Ihre Intention trägt einen wesentlichen Teil zur Wirksamkeit bei.

Mischungen brauchen eine Reifephase. Sie verändern sich nach einiger Zeit. Überprüfen Sie Ihren Duft nach ein paar Stunden. Sie können ihn auch mehrere Tage reifen lassen, da er sich weiter entwickelt.

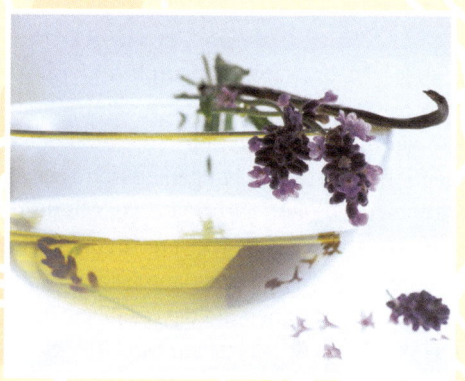

Ein Fläschchen — viele Möglichkeiten

Ätherische Öle und deren Mischungen bieten so viel Spielraum für diverse Anwendungen! Wenn Sie in diesem Buch ein Rezept für die Duftlampe finden, können Sie z. B. auch ein Airspray daraus herstellen. Falls Sie den gewählten Duft so sehr lieben, dass Sie ihn gerne »bei sich« tragen möchten, machen Sie sich ein Parfümöl daraus. Sie können diese Düfte auf vielfältige Weise in Ihr Leben lassen.

Airspray
Es ist die schnelle Lösung für den akuten Bedarf als Duftdusche oder zur Raumbeduftung. Airsprays gibt es bereits fertig zu kaufen — oder man mixt ca. 10 Tropfen ätherisches Öl mit ca. 1 Teelöffel 90-prozentigem Alkohol oder Zitronensaft, füllt es in eine Sprühflasche mit 100 ml destilliertem Wasser und schüttelt die Mischung. Der Alkohol oder der Zitronensaft sorgen dafür, dass sich Öl und Wasser verbinden.

Aromabad
Für ein Vollbad 5 bis 15 Tropfen, für ein Fußbad 3 bis 5 Tropfen ätherisches Öl in 1 bis 2 Esslöffel Honig und/oder Sahne bzw. Zitronensaft oder in eine Handvoll Meersalz mischen.

Aromaküche
Ätherische Öle bereichern Ihre Küche und helfen Ihnen über den kräuterarmen Winter hinweg. Verwenden Sie nur höchste Qualität und dosieren Sie sehr sparsam!

Da oft 1 Tropfen oder sogar ein halber Tropfen ätherisches Öl genügt, ist es geschickt, als Vorrat ein Würzmittel herzustellen, d.h. das ätherische Öl – je nach späterem (süßem oder salzigem) Verwendungszweck – z.B. in Öl, Essig, Salz oder Honig zu rühren, die zugleich als Emulgator dienen, um das ätherische Öl mit der Speise oder dem Getränk zu verbinden. Hierfür eignen sich auch Fett (z.B. Butter), Zitronensaft, Sahne, Quark.
Zu den Lebensmitteln, die so aromatisiert werden können, gehören Essig, Öl (für Salate), Gewürzsalz, Desserts, Marmelade, Likör, Honig, Marzipan, Schokolade, Eis, Wasser …
Ätherische Öle haben mittlerweile auch Einzug in die Sterneküche gehalten. Dazu gibt es wunderbare Rezepte und weiterführende Literatur.

Briefpapier
Mit einem bedufteten Wattebausch über das Briefpapier streichen. (Eine Freundin von uns ist fest überzeugt, dass ihre Rechnungen seitdem schneller bezahlt werden!)

Duftbrunnen und Kaltvernebler
3 bis 5 Tropfen ätherisches Öl für den Wohnraum.

Duftlampe, elektrisch oder mit Kerze
Wasser in die Schale geben und ätherisches Öl hineinträufeln. Man rechnet 3 bis 5 Tropfen für einen Wohnraum. Bei Kindern sparsamer dosieren.

Duftstein aus Ton, in diversen Formen und Größen
Ihre poröse Oberfläche nimmt den Duft zuverlässig auf und

verbreitet ihn. Eine praktische Lösung auf Reisen, im Auto oder in der Schule.

Dufttüchlein oder Wattebausch

1 Tropfen ätherisches Öl aufträufeln und direkt daran schnuppern. Oder im Schrank, am Bett, im Auto, am Arbeitsplatz, auf der Schulbank usw. platzieren.

Duschgel und Shampoo

2 bis 3 Tropfen pro Anwendung in duftneutrales Duschgel, Flüssigseife oder Shampoo geben (oder 25 bis 30 Tropfen in eine 300-Milliliter-Flasche).

Gerät zur Großraumbeduftung

Hier gibt es meist fertige Aromaöl-Mischungen für die jeweils gewünschte Wirkung und das Duftthema.

Gesichtsmaske

2 Tropfen ätherisches Öl mit 1 Teelöffel Mandel-, Avocado- oder Olivenöl mischen; mit etwas Wasser und 3 Esslöffel Heilerde, Tonerde oder Quark zu einer streichfähigen Masse verrühren. Anschließend auftragen, 10 bis 15 Minuten einwirken lassen und danach abwaschen.

Gesichtsöl

2 bis 4 Tropfen ätherisches Öl (z. B. Rose) in 100 ml Basisöl (z. B. Jojobaöl) hineingeben. Gesichtsöle eignen sich hervorragend zur Tages- und Nachtpflege bei trockener und anspruchsvoller Haut. Sie wirken sehr nährend und pflegend.

Haus- und Reiseapotheke

(siehe S. 102–106)

Klangschale

Einen mit Aromaöl beträufelten Wattebausch in die Klangschale legen und sie anschlagen. Die Klangwellen verbreiten den Duft im Raum. Wundervoll bei Rose: 1 bis 2 Tropfen genügen.

Körper- und Massageöl

Man rechnet 5 bis 10 Tropfen ätherisches Öl auf 100 ml Basis- bzw. Trägeröl.

Parfümöl

In 10 ml Jojobaöl gibt man 25 bis 30 Tropfen der gewünschten ätherische Öle; bei der Auswahl können Sie Ihrer Fantasie freien Lauf lassen.

Putzwasser

3 bis 5 Tropfen ätherisches Öl mit Flüssigseife mischen und in 5 bis 8 Liter Wasser geben. Reinigt und verleiht den Gegenständen bzw. dem Raum einen frischen Duft.

Riechfläschchen

Ein Fläschchen mit purem Öl oder Duftmischung, um den wohltuenden Duft einzuatmen.

Roll-on

Gibt es fertig zu kaufen. Hier ist das ätherische Öl mit einem leichten Trägeröl oder Gel vermischt und wird auf die Haut aufgetragen (nur mit hautverträglichen Ölen!). Eine sehr praktische, saubere Lösung für unterwegs.

Sauna
2 bis 3 Tropfen Aromaöl in die Kelle mit Wasser träufeln und dann schöpfen. Vorsicht: Niemals pur auf die heißen Steine geben, da ätherische Öle leicht entflammbar sind!

Dampfsauna
20 Tropfen ätherisches Öl (z. B. Grapefruit = adstringierend und gut bei Cellulitis) mit 1 Esslöffel Oliven- oder Mandelöl mischen und in 500 g Meersalz einarbeiten. Wenn Sie schön feucht geschwitzt sind, den ganzen Körper damit einreiben (Vorsicht: Gesicht und Intimbereich aussparen!) und ein paar Minuten nachschwitzen. Anschließend abduschen. Macht eine wunderbar zarte Haut.

Sportöl und Einreibung
Bei körperlicher Anstrengung und Muskelkater.

Wäsche
2 bis 3 Tropfen Aromaöl oder Duftmischung anstelle eines Weichspülers in den letzten Spülgang geben.
Empfehlung: Die Wäsche mit 100 % biologisch abbaubaren Waschmitteln aus dem Bioladen waschen! Sie schonen die Umwelt und unsere Nase und sind geruchsneutral bzw. ohne Duftzusätze.

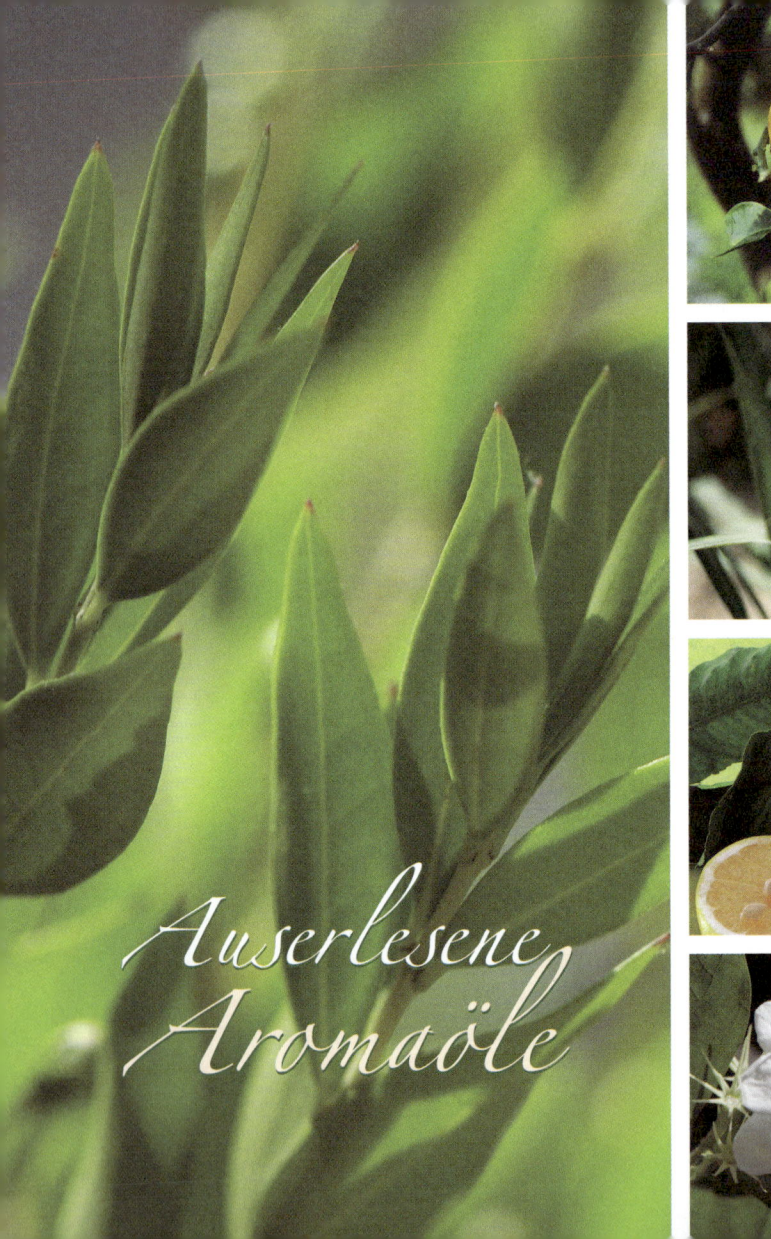

Auserlesene
Aromaöle

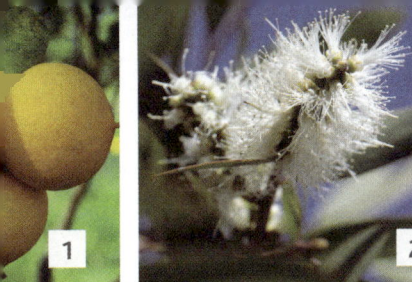

1

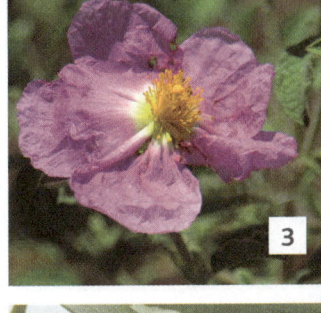

2

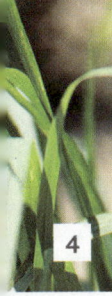

3

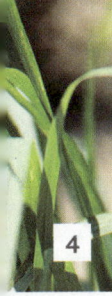

4

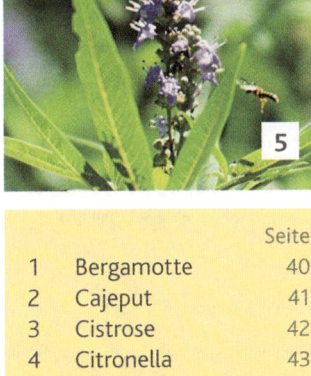

5

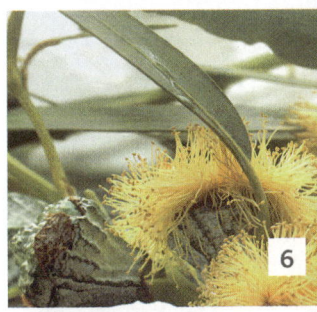

6

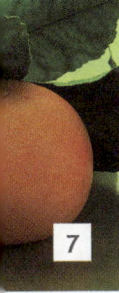

7

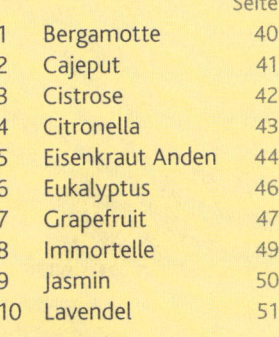

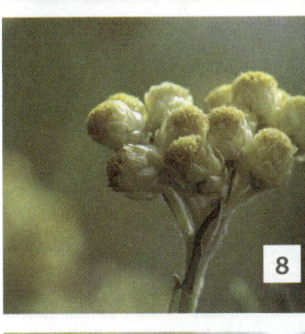

8

9

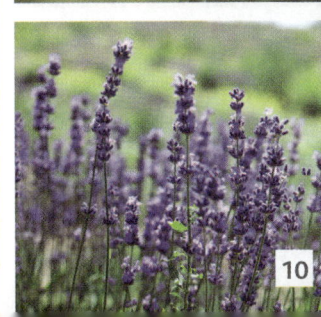

10

TIPP Die Öle mit diesem »Label« sind nicht sehr gebräuchlich, aber sie liegen mir wegen ihrer besonderen Wirkweisen sehr am Herzen.

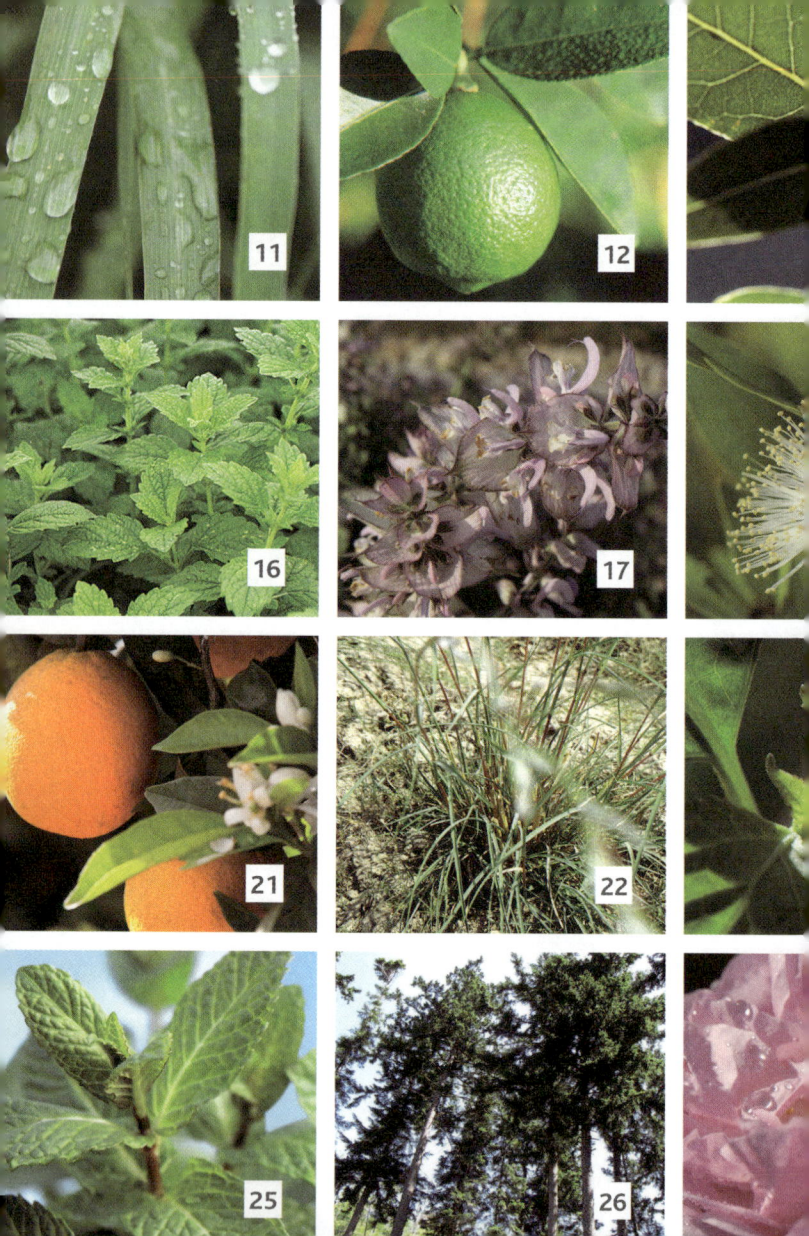

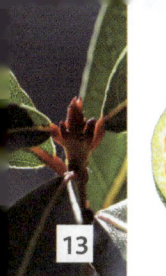
13

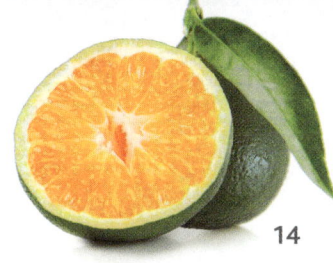
14

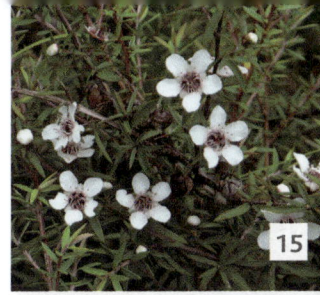
15

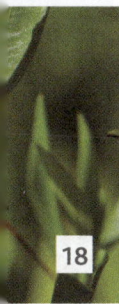
18

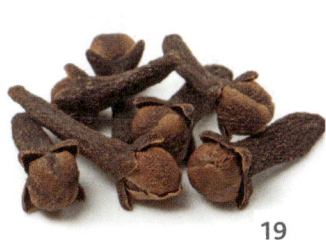
19

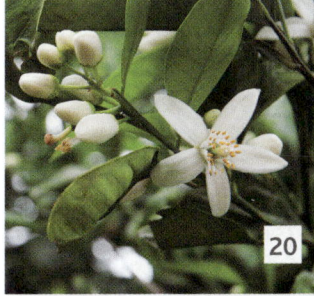
20

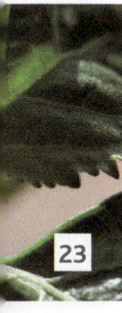
23

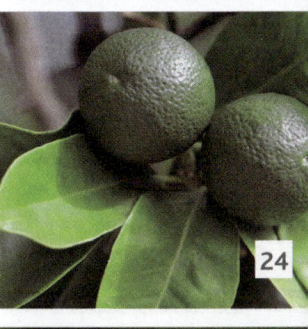
24

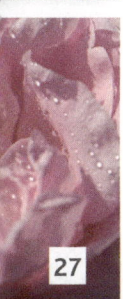
27

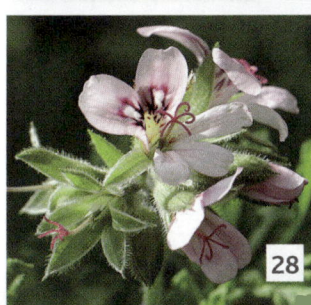
28

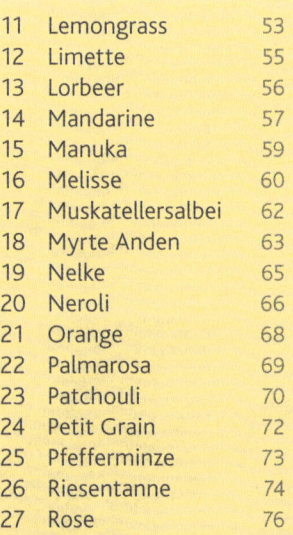

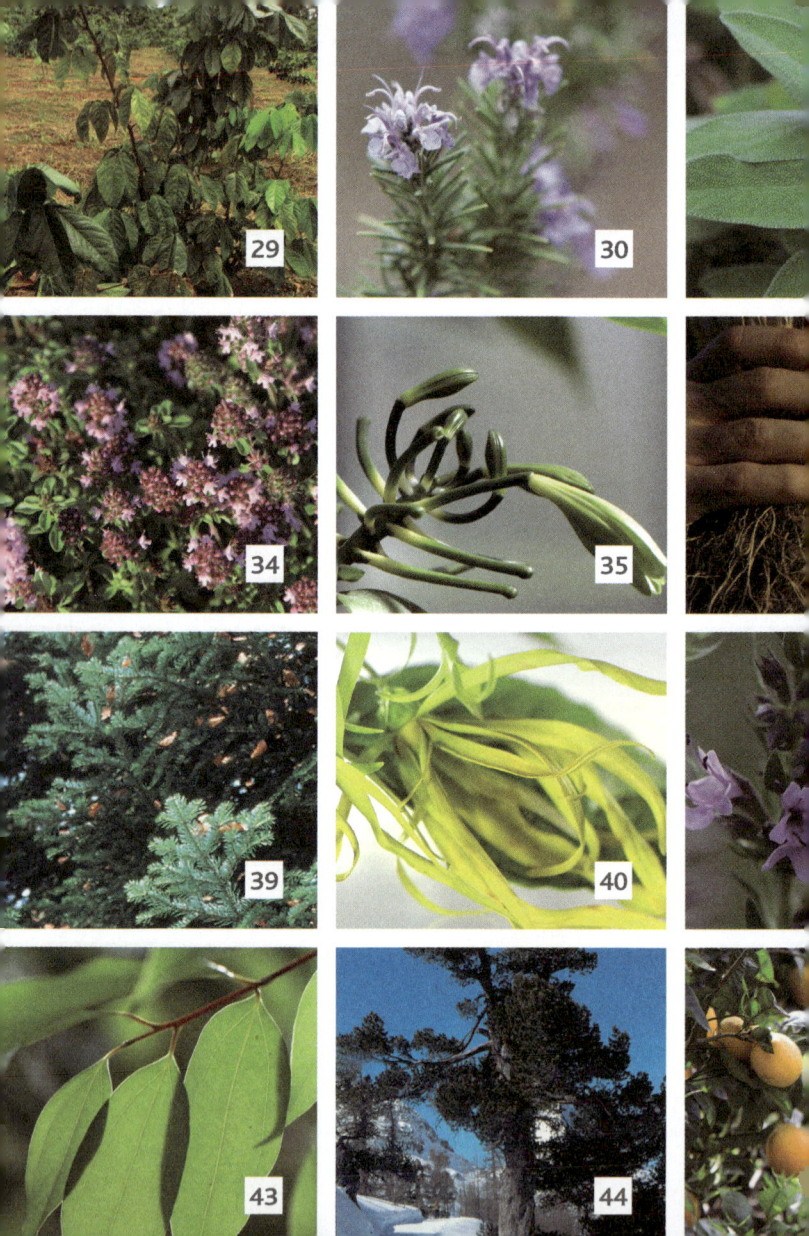

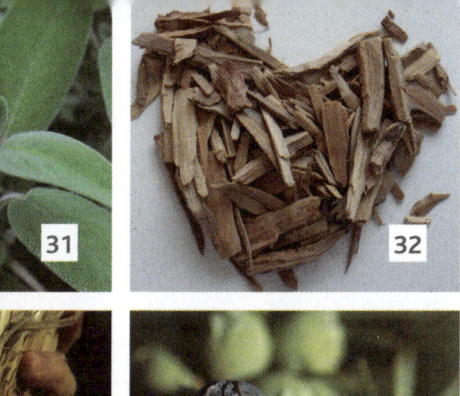

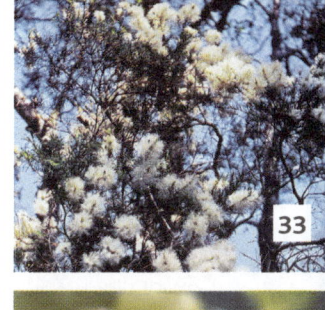

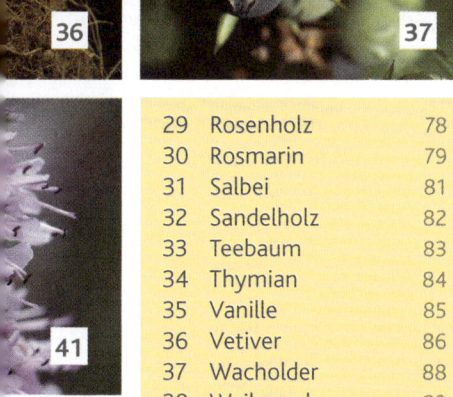

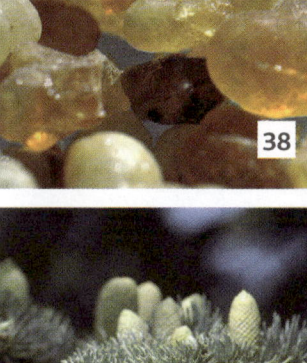

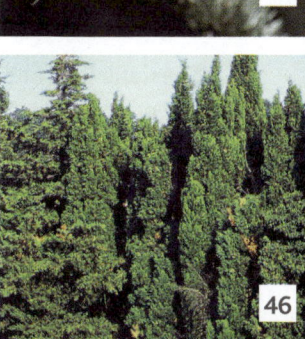

Bergamotte

das Gute-Laune-Öl

Citrus bergamia – Rautengewächse
Herkunft: vorwiegend Mittelmeerraum
Gewinnung: Kaltpressung der Schale;
                        200 kg Schalen ergeben 1 l ätherisches Öl
Duftbereich: Kopfnote
Duft: zitrusartig, frisch, fruchtig, leicht, süßlich

In toskanischen Bäckereien kam mir immer ein besonderer, frischer Duft entgegen. Später fand ich heraus, es war Bergamotte, das hier in verschiedenem Gebäck Verwendung fand. Spektakulär schmeckt es im Käsekuchen!

Hilft bei: Antriebsarmut, mangelnder Lebensfreude, Angst, Müdigkeit, Nervosität, Stress und Kummer, Depression
Ergebnis: Stimmt fröhlich und ausgeglichen, erfrischt und stärkt die geistigen Kräfte, macht wach, frisch und klar, fördert die Konzentration, steigert Mut und Entschlusskraft

Mischt sich gut mit: Jasmin, Lavendel, Neroli, Rose, Vetiver, Ylang-Ylang, Zeder, Zimt und allen anderen Zitrusölen

Spezielle Raumbeduftung: Zimmer, in dem die Hausaufgaben erledigt werden; Arbeitszimmer, Krankenzimmer

Duftlampe – Raumfrische: 2 Tropfen Bergamotte, 4 Tropfen Grapefruit, 3 Tropfen Weißtanne

Ätherische Öle sind komprimierte Energiepakete …

Echter Earl-Grey-Tee: 3 bis 5 Tropfen Bergamotte in ein Schraubglas tröpfeln und dabei das Glas drehen, sodass die Wände gut benetzt sind. 100 g schwarzen Tee dazugeben und eine Woche lang immer wieder gut schütteln.

Vorsicht! Nicht vor dem Sonnenbaden auf der Haut verwenden. Das Öl erhöht die Lichtempfindlichkeit der Haut und es können braune Flecken entstehen.

Cajeput

der Frische-Kick

Melaleuca leucadendron – Myrtengewächse
Herkunft: Indien, Malaysia, Nordaustralien
Gewinnung: Wasserdampfdestillation der Blätter;
                   100–125 kg ergeben 1 l ätherisches Öl
Duftbereich: Kopfnote
Duft: eukalyptusartig, frisch

Cajeput ist die »Erkältungs-Myrte« für die kalte Jahreszeit. Das Öl wurde schon im 17. Jahrhundert von den Holländern nach Europa gebracht. Es war weit verbreitet und diente oft als Mittel gegen Infektionskrankheiten.

Hilft bei: Müdigkeit, Erschöpfung, Jetlag, Stress, Erkältungskrankheiten
Ergebnis: Für einen klaren Kopf, belebt und erfrischt, macht

wach und fördert die Konzentrationsfähigkeit, klärt und reinigt die Luft

Mischt sich gut mit: Riesentanne, Rosmarin, Zeder, Zirbelkiefer

Spezielle Raumbeduftung: Arbeitsplatz, Krankenzimmer, Auto

Haus- und Reiseapotheke (siehe S. 102–106)

 TIPP

Cistrose

Cistus ladanifer – Cistrosengewächse
Herkunft: Portugal, Spanien, Mittelmeerraum
Gewinnung: Wasserdampfdestillation der Blätter und Zweige; 17 kg Pflanzenmaterial ergeben 1 l ätherisches Öl
Duftbereich: Herz-Basis-Note
Duft: warm, würzig, holzig

Hilft bei: seelischen Verletzungen, inneren und äußeren Verkrustungen, Trauer, Schock, Traumata
Ergebnis: Löst innere und äußere Verkrustungen und richtet die Seele wieder auf, vermittelt Geborgenheit und tröstet nach Verlusten, Enttäuschungen und Kränkungen

Mischt sich gut mit: Bergamotte, Immortelle, Mandarine, Neroli, Orange, Patchouli, Sandelholz, Weihrauch, Zitrone

Duftlampe – Meditation, innere Aufrichtung: 1 Tropfen Cistrose, 5 Tropfen Grapefruit, 1 Tropfen Immortelle, 6 Tropfen Mandarine, 1 Tropfen Vetiver, 2 Tropfen Weihrauch

Haus- und Reiseapotheke (siehe S. 102–106)

Citronella

die luftige Frische

Cymbopogon nardus – Familie der Süßgräser
Herkunft: Nepal, asiatischer Raum
Gewinnung: Wasserdampfdestillation des Grases;
                        100 kg Gras ergeben 1 l ätherisches Öl
Duftbereich: Kopfnote
Duft: frisch, herb, zitronig-balsamisch

Citronella ist ein preiswertes Öl und wird oft zum Strecken von Melisse und Eisenkraut verwendet. Am bekanntesten ist es als Insektenschreck. Selbst den Weg der Ameisen kann man mit ein paar Tropfen Citronella verlegen.

Hilft bei: Mattigkeit, Erschöpfung, Konzentrationsschwäche; Insektenplage
Ergebnis: Aktiviert, belebt, erfrischt den Geisteszustand und

fördert die Konzentration, regt die Kreativität und den Unternehmergeist an; bewährter »Mückenschreck«

Mischt sich gut mit: Bergamotte, Melisse, Weißtanne, Zeder, Zirbelkiefer

Duftlampe – Mückenschreck: 7 Tropfen Citronella, 5 Tropfen Eucalyptus citriodora, 3 Tropfen Limette

Fußbad: 1 bis 2 Esslöffel Meersalz mit 2 bis 3 Tropfen Citronella beträufeln und ins Wasser geben. Das desodoriert und macht müde Beine munter!

Vorsicht! Nicht vor dem Sonnenbaden auf der Haut verwenden. Das Öl erhöht die Lichtempfindlichkeit der Haut und es können braune Flecken entstehen.

TIPP

Eisenkraut Anden
die leichte Frische der Anden

Aloysia triphylla – Eisenkrautgewächse
Herkunft: Südamerika, Peru
Gewinnung: Wasserdampfdestillation des Krautes;
                        1000 kg Kraut ergeben 1 l ätherisches Öl
Duftbereich: Kopfnote
Duft: frisch, zitronig, leicht

Dieses Öl ist eines meiner Lieblingsöle, weil es helfen kann, trotz der Geschwindigkeit der äußeren Welt die innere Mitte wiederzufinden. Eisenkraut – dieser kostbare Schatz aus den Anden – wächst auf ca. 3000 Metern Höhe. Dort oben nimmt die Pflanze sehr viel Licht auf, das schließlich unsere Gedanken klärt. Sooft ich diesen Duft rieche, spüre ich die klare Luft der Anden und in mir entsteht ein wohliges Gefühl von Offenheit und Weite, die den Raum für Neues wachsen lassen. Eisenkraut unterstützt uns bei Transformationen.

Hilft bei: nervöser Erschöpfung, Unruhe, Stress, Angst
Ergebnis: Gleicht aus und beruhigt; hilft belastende in positive Gedanken umzuwandeln, öffnet für Klarheit und Weite, fördert die Voraussicht und Weitsicht

Mischt sich gut mit: Jasmin, Myrte Anden, Neroli, Rosenholz, Sandelholz, Vetiver, Ylang-Ylang, Zeder, Zirbelkiefer, allen Zitrusölen

Duftlampe – Transformation zum Besseren: 2 Tropfen Eisenkraut Anden, 10 Tropfen Grapefruit, 1 Tropfen Jasmin, 2 Tropfen Neroli, 2 Tropfen Rosenholz, 2 Tropfen Sandelholz, 1 Tropfen Vetiver
Diese Mischung ist unser Favorit und hat bisher alle begeistert, die den Duft »in die Nase bekamen«! Man muss sie reifen lassen, denn mit jedem Tag wird der Duft schöner. Sie eignet sich auch als Riechfläschchen, Parfümöl oder Körperöl.

Vorsicht! Nicht während der Schwangerschaft anwenden.

Eukalyptus

der milde Eukalyptus

Eucalyptus – Myrtengewächse
Herkunft: Australien
Gewinnung: Wasserdampfdestillation der Blätter und
                   Zweige; ca. 70–100 kg Blätter ergeben
                   1 l ätherisches Öl
Duftbereich: Kopfnote
Eukalyptus gibt es in 3 verschiedenen Sorten:
• Eucalyptus globulus – klar, frisch, kampferig
• Eucalyptus citriodora – frisch, zitrusartig, mild
• Eucalyptus radiata – klar, frisch-krautig

Hilft bei: Erschöpfung, Mattigkeit, Erkältung
Ergebnis: Belebt und vitalisiert, fördert den Antrieb und die Gedächtnisleistung; wirkt antibakteriell, schleimlösend, antiviral, kühlend, entzündungshemmend, klärend

Mischt sich gut mit: Citronella, Pfefferminze, Rosmarin, Thymian, Zitrone

Saunaaufguss, besonders in der Erkältungszeit:
2 bis 3 Tropfen Eukalyptus in die Kelle mit Wasser geben und schöpfen, dann restliches Wasser nachgießen.

Haus- und Reiseapotheke (siehe S. 102–106)

Vorsicht! Nicht geeignet für kleine Kinder.

Bei Wohlgerüchen atmen wir sehr viel tiefer ein. Dadurch

Grapefruit

die Optimistische

Citrus paradisii – Rautengewächse
Herkunft: Israel, Kalifornien
Gewinnung: Kaltpressung der Fruchtschale;
               200 kg Schalen ergeben 1 l ätherisches Öl
Duftbereich: Kopfnote
Duft: leicht, spritzig-frisch, fruchtig, süß

Grapefruit ist für mich eine Paradiesfrucht und stimmt mich schon fröhlich, wenn ich sie anschneide. Kein Wunder, da wirken bereits die ätherischen Öle – und sauer macht lustig.

Eine liebe Freundin und mutige Lehrerin verriet mir folgende Erfahrung: Sie verwendete schon seit 1988 Duftlampen in ihrem Klassenzimmer und mischte dafür Grapefruit- und Orangenöl. Damit inspirierte sie auch ihre anfänglich verwunderten Kollegen und Kolleginnen, Schüler und deren Eltern, sodass die Duftlampe in diversen Kinder-, Wohn- und Arbeitszimmern Einzug hielt. Ihre Schüler hatten immer das Gefühl, das schönste Klassenzimmer der ganzen Schule zu haben. Das lag eben nicht an der Einrichtung, denn die war in allen Klassenzimmern gleich, sondern an der Wohlfühlatmosphäre durch die Duftlampe.
Eines Tages war der Schulrat zu Besuch und erkundigte sich, ob das nicht gefährlich sei; er befürchtete Probleme durch synthetische Duftstoffe, die seinerzeit schon bekannt waren. Sie klärte ihn über die naturreinen ätherischen Öle auf, und

ein Jahr später verwendete auch der Schulrat eine Duftlampe in seinem Büro.

Außerdem sollte ein neuer Schüler wählen, in welchen Unterricht er gehen wollte: in die evangelische oder in die katholische Klasse. Er durfte hier wie dort einmal zur Probe teilnehmen. Eine Stunde fand im »Duft«-Klassenzimmer statt, die andere Stunde in einem anderen Zimmer. Befragt, in welchen Unterricht er fortan gehen wolle, antwortete er: »In die Religion, die so gut riecht!«

Hilft bei: körperlicher und emotionaler Erschöpfung, nervlicher Anspannung, Antriebslosigkeit, Traurigkeit, Mutlosigkeit, Ärger, Kummer

Ergebnis: Erfrischt, stimmt optimistisch und fröhlich, stärkt die Lebenslust, macht gute Laune und schenkt Selbstvertrauen, besänftigt, steigert die Konzentration, ist ein gutes »Lernöl«

Mischt sich gut mit: Melisse, Minze, Palmarosa, Riesentanne, Salbei, Ylang-Ylang

Duftlampe – Optimismus: 10 Tropfen Grapefruit, 1 Tropfen Neroli, 5 Tropfen Palmarosa

Duftlampe – Kraftvolle Freude: 10 Tropfen Grapefruit, 1 Tropfen Neroli, 2 Tropfen Sandelholz

Aromawasser: 2 bis 3 Tropfen Grapefruit auf eine Scheibe Zitrone träufeln und in 1 Liter Wasser geben. Das erfrischt an heißen Tagen und macht Wasser wieder schmackhaft.

Vorsicht: 1 Liter pro Person deckt die Tagesdosis. Nicht geeignet für Kinder und Schwangere!

Vorsicht! Nicht vor dem Sonnenbaden auf der Haut verwenden. Das Öl erhöht die Lichtempfindlichkeit der Haut und es können braune Flecken entstehen.

Immortelle

TIPP

Helichrysum italicum – Korbblütler
Herkunft: Italien, Mittelmeerraum
Gewinnung: Wasserdampfdestillation des Krautes;
                      75–80 kg Kraut ergeben 1 l ätherisches Öl
Duftbereich: Herz-Basis-Note
Duft: würzig, warm, herb-süß

Immortelle ist inzwischen bei Gartenfreunden als Currykraut bekannt; das ätherische Öl duftet aber nicht danach. Nach dem Trocknen sehen die Blüten immer noch wie frisch aus, daher der Name: Immortelle – die Unsterbliche.

Hilft bei: seelischen Verletzungen, Schock und Traumata
Ergebnis: Beruhigt, gleicht aus und erdet

Haus- und Reiseapotheke (siehe S. 102–106): DAS Erste-Hilfe-Mittel bei Blutergüssen, Prellungen, Verstauchungen und damit verbundenen Schwellungen. Immortellenöl wird inzwischen als »Super-Arnika« bezeichnet und ist eines der wenigen Öle, die auch pur auf die Haut aufgetragen werden können.

Jasmin
der Duft der Königin

Jasminum grandiflorum – Oleandergewächse
Herkunft: Marokko, Ägypten, Asien
Gewinnung: Hexan-Extraktion der Blüten;
               1500 kg Blüten ergeben 1 l ätherisches Öl
Duftbereich: Herznote
Duft: exotisch-blumig, betörend, sinnlich

Jasmin wird in manchen Ländern »Duft der Königin« genannt, denn es ist ein sehr kostbares, weiblich duftendes Öl und besonders bei Frauen sehr beliebt.

In den Neunzigerjahren haben wir versucht, in Südindien die Eufleurage einzuführen und zu beleben – ein Verfahren, das bei bestimmten Blüten, wie Jasmin, verwendet wird, um mittels Fett, in das die Blüten gelegt werden, das ätherische Öl zu gewinnen. Bekannt wurde es bei uns durch den französischen Ort Grasse, die Hochburg der Eufleurage im Mittelalter.
In Indien trugen die Frauen jeden Tag einen frischen Kranz aus Jasminblüten im Haar und oft kaufte ich mir einen Kranz und hängte ihn in mein Hotelzimmer. Ich war regelrecht im

»Jasminrausch«. Meine Erinnerungen an Indien sind eng mit dem Duft von Jasmin verbunden.

Hilft bei: geistiger und nervlicher Anspannung, Niederge-schlagenheit, Erschöpfung, Lustlosigkeit und Gleichgültigkeit, Minderwertigkeitsgefühl, geringem Selbstwertgefühl
Ergebnis: Stimmt heiter und gelassen, stärkt den Geist und die Nerven, fördert die Intuition, wärmt und öffnet die Gefühle, ist ein starkes Aphrodisiakum, entspannt und ver-mittelt ein positives Selbstwertgefühl sowie Schönheit und Attraktivität

Mischt sich gut mit: Neroli, Rosenholz, Sandelholz, Zeder und Zitrusölen

Sinnliches Entspannungsbad »Königin von Saba«:
1 Esslöffel Honig und 3 Esslöffel Sahne vermischen und 1 Tropfen Jasmin unterrühren.

Vorsicht! Nicht in der Schwangerschaft anwenden.

Lavendel
der Duft der blauen Hügel

Lavandula angustifolia – Lippenblütler
Herkunft: vorwiegend Frankreich, Italien
Gewinnung: Wasserdampfdestillation

Duftbereich: Herznote
Duft: frisch, blumig, krautig

• »Lavendel extra«: Wilder Berglavendel, der auch in 1400 m Höhe gesammelt wird; 100 kg Rispen ergeben 1 l ätherisches Öl; für therapeutische Zwecke empfiehlt sich der »Lavendel extra«
• »Lavendel fein«: Kultivierte Form aus dem Anbau; 200 kg Rispen ergeben 1 l ätherisches Öl

Auf der Südseite unseres damals geplanten neuen PRIMA-VERA-Firmengebäudes entstanden zu Beginn der Bauarbeiten große Hänge. Das Erste, was wir pflanzten, war der Lavendel. Aus unseren Projekten in der Provence und in Piemont erhielten wir winzige Pflänzchen, die oft nur aus einem Halm und einem Würzelchen bestanden. Freunde und Mitarbeiter rückten am 1. Mai an, um noch vor der Errichtung des Gebäudes den Garten zu bepflanzen.

Vier Sommer später sind aus diesen Hälmchen wunderbare blaue Lavendelsträucher geworden, die den ganzen Hang bedecken. Im Juni und Juli findet dort ein wahres Schmetterlingsfestival statt.

Hilft bei: innerlicher Anspannung und Unruhe, Schlafstörungen, nervlicher Überreizung, seelischen und körperlichen Schmerzen
Ergebnis: Beruhigt, entspannt und harmonisiert, kann aber auch sanft beleben, stärkt die innere Mitte und das Selbstvertrauen

Unser Geruchssinn sowie unser Geschmackssinn lassen sic

Mischt sich gut mit: Bergamotte, Cajeput, Grapefruit, Immortelle, Riesentanne, Zirbelkiefer

Fürs Kinderzimmer als Einschlafhilfe: 1 bis 2 Tropfen auf ein Taschentuch geben und neben das Kopfkissen legen.

Haarpflege: 3 bis 4 Tropfen Lavendel ins Shampoo mischen und im Haar einwirken lassen; bei Schuppen, irritierter Kopfhaut und Haarausfall.

After-Sun-Gel: 100 ml Aloe-vera-Gel oder 100 ml Jojobaöl oder 100 ml Olivenöl mit 10 bis 15 Tropfen Lavendelöl mischen; nach Bedarf auf Gesicht und Körper auftragen.

Haus- und Reiseapotheke (siehe S. 102–106): Lavendel ist DAS Notfall-Öl; es gehört zu den wenigen Ölen, die pur auf die Haut aufgetragen werden können: bei Insektenstichen, kleinen Verletzungen, Sonnenbrand und Verbrennungen.

Lemongrass
aus dem Land des Drachen

Cymbopogon flexuosus – Süßgräser

Herkunft:	Bhutan, Südostasien, Afrika, Mittel- und Südamerika
Gewinnung:	Wasserdampfdestillation der Gräser; 100 kg Gras ergeben 1 l ätherisches Öl

Duftbereich: Kopfnote
Duft: zitrusartig, frisch, kühl, kraftvoll

Bhutan, das Land des Drachen, hat mich besonders beeindruckt. Die Landschaft ist außergewöhnlich kraftvoll und es ist für mich eines der wenigen Gebiete der Erde, wo die Naturkräfte so unberührt und elementar spürbar sind. Kein Land auf der Welt geht so schonend und respektvoll mit seiner Umwelt und seinen natürlichen Ressourcen um. Speziell dem Lemongrass aus Bhutan wohnt eine außergewöhnlich starke Kraft inne.

Hilft bei: depressiver Verstimmung, Unruhe, Stress, Nervosität; Morgenmuffel
Ergebnis: Erfrischt und stärkt die Nerven, stimmt optimistisch, fördert die Konzentration und hilft bei komplizierten Denkvorgängen; ideales »Prüfungsöl«; vertreibt Insekten und ist stark desinfizierend und reinigend

Mischt sich gut mit: Cajeput, Eukalyptus, Lavendel, Rosengeranie, Weißtanne, Zeder, Zirbelkiefer, Zitrusölen

Raumbeduftung: Arbeitszimmer, Schule, Auto, öffentliche Warteräume, Krankenhaus, Sanitärräume

Duftmischung fürs Arbeitszimmer und den Konferenzraum: 3 Tropfen Lemongrass, 6 Tropfen Limette, 1 Tropfen Rosmarin, 2 Tropfen Ysop

Putzen: 3 bis 5 Tropfen Lemongrass mit Flüssigseife mischen und ins Putzwasser geben; besonders gut für Bad und Toilette. 2 bis 3 Tropfen Lemongrass auf den Staubsaugerbeutel träufeln.

Vorsicht! Sehr kräftig, daher sparsam dosieren.

Limette

Take it easy!

Citrus aurantifolia – Rautengewächse
Herkunft: Mittelmeergebiet, Asien, Nord- und
                Südamerika
Gewinnung: Kaltpressung der Fruchtschalen;
                50 kg Schalen ergeben 1 l ätherisches Öl
Duftbereich: Kopfnote
Duft: zitrusartig, spritzig, frisch, fein-herb

Limette ist der frischeste aller Zitrusdüfte.

Hilft bei: körperlicher und geistiger Ermüdung, Konzentrationsmangel, depressiver Verstimmung, Niedergeschlagenheit
Ergebnis: Erheitert das Gemüt, muntert auf, stimmt optimistisch und fördert die Konzentration und Arbeitslust

Mischt sich gut mit: Lavendel, Neroli, Riesentanne, Rosengeranie, Rosenholz, Ylang-Ylang, Zeder, Zirbelkiefer

In der Duftlampe bringt Limette vor allem den blumigen, süßen Düften die frische Note und macht sie leichter. Besonders bei Ylang-Ylang und Neroli ist das sehr angenehm. Limette ist in sehr vielen Rezepten für Duftmischungen in diesem Buch enthalten. Sie ist aber auch allein als Raumduft sehr erfrischend und versprüht Leichtigkeit.

Vorsicht! Nicht vor dem Sonnenbaden auf der Haut verwenden. Es erhöht die Lichtempfindlichkeit der Haut und es können braune Flecken entstehen.

TIPP

Lorbeer

Laurus nobilis – Lorbeergewächse
Herkunft: Italien, Frankreich und ganz Europa
Gewinnung: Wasserdampfdestillation der Blätter;
               50–70 kg Blätter ergeben 1 l ätherisches Öl
Duftbereich: Kopf-Herz-Note
Duft: würzig, frisch, krautig, eukalyptusartig

Lorbeer war im antiken Griechenland Apollo, dem Gott für Kunst, Poesie und Orakel, geweiht. Die Pflanze steht für göttliche Inspiration und Sieg. Daher kennen wir sie von Siegerkränzen; sie zierten das Dritte Auge vieler antiker Herrscher und Götter. Ich persönlich gehe nie ohne Lorbeer auf die Reise. Es gehört zu meinen Lieblingsölen, weil es so vielseitig ist.

Hilft bei: geistiger und psychischer Erschöpfung, Jetlag, Stress, Gedankenkarussell, Verwirrung, fehlendem Weitblick

Ergebnis: Bringt vorausschauende Klarheit in die Gedanken, hilft weisere Entscheidungen zu treffen, weckt die geistigen Energien und Kräfte, fördert die Wahrnehmung der inneren Stimme, stärkt Willenskraft und Durchhaltevermögen und hilft bei schwierigen Verhandlungen; wirkt antiviral und antibakteriell, entstaut die Lymphe und stärkt das Immunsystem

Mischt sich gut mit: Bergamotte, Blutorange, Grapefruit, Limette, Nelke, Zirbelkiefer, Zitrone

Für klare, visionäre Träume: Einen Wattebausch mit 1 bis 2 Tropfen Lorbeeröl neben das Kopfkissen legen.

Haus- und Reiseapotheke (siehe S. 102–106)

Vorsicht! Weder in der Schwangerschaft noch bei kleinen Kindern anwenden.

Mandarine rot

Kinderlachen

Citrus reticulata – Rautengewächse
Herkunft: Mittelmeergebiet, Südamerika
Gewinnung: Kaltpressung der Fruchtschalen;
                     140 kg Schalen ergeben 1 l ätherisches Öl

Duftbereich: Kopfnote
Duft: warm, fruchtig, süß, orangenartig

Mandarine grün duftet spritziger, erinnert an Clementinen.

Mandarine ist besonders bei Kindern sehr beliebt – ein gutes Öl fürs Kinder- und Klassenzimmer!

Hilft bei: nervlicher Anspannung, Unruhe, Angst, Trauer, Unzufriedenheit, Aggressionen

Ergebnis: Entspannt, harmonisiert und stimmt heiter, gelöst und friedfertig, vermittelt Geborgenheit, fördert Inspiration und Optimismus

Mischt sich gut mit: Sandelholz, Vanille, Zimt und anderen Zitrusölen

Duftlampe – Kinderglück: 3 Tropfen Mandarine, 3 Tropfen Orange, 1 Tropfen Vanille

Aromawasser: 3 bis 4 Tropfen Mandarine rot auf eine Zitronenscheibe träufeln und 1 Liter Wasser damit aromatisieren. Wer es süßer mag, kann das Mandarinenöl in 1 Esslöffel Honig oder Sirup mischen und ins Wasser rühren. 1 Liter pro Person deckt die Tagesdosis. Nicht für Kinder und Schwangere!

Vorsicht! Nicht vor dem Sonnenbaden auf der Haut verwenden. Das Öl erhöht die Lichtempfindlichkeit der Haut und es können braune Flecken entstehen.

Düfte erreichen das Unterbewusstsein, bevor das bewusst

Manuka

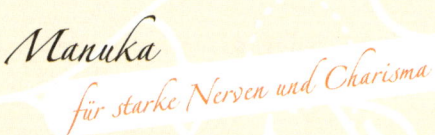

für starke Nerven und Charisma

Leptospermum scoparium – Myrtengewächse
Herkunft: vorwiegend Neuseeland
Gewinnung: Wasserdampfdestillation der Zweige und
                   Blätter; 200 kg Pflanzenmaterial ergeben
                   1 l ätherisches Öl
Duftbereich: Herznote
Duft: würzig, herb-blumig

Manuka ist dem Teebaum sehr ähnlich, von der Wirkung her aber intensiver. Die Maori verehren den Manukabaum als heilig. Er ist sehr widerstandsfähig und besitzt einen starken Überlebenswillen. Die Neugeborenen in Neuseeland werden daher mit Manuka gesegnet, damit dessen Kräfte in sie übergehen.

Hilft bei: Unruhe, Stress, nervlicher Anspannung und Überreizung, Erkältungskrankheiten, Insektenplage
Ergebnis: Wirkt ausgleichend, beruhigend und stärkend auf das zentrale Nervensystem, stabilisiert bei Überforderung und Hektik, macht widerstandsfähig und vermittelt Durchsetzungsvermögen in herausfordernden Zeiten, verstärkt die Ausstrahlung

Mischt sich gut mit: Grapefruit, Lavendel, Zeder, Zirbelkiefer

Duftlampe – Fels in der Brandung: 2 Tropfen Manuka,

2 Tropfen Bergamotte, 4 Tropfen Grapefruit, 2 Tropfen Riesentanne, 1 Tropfen Zirbelkiefer

Duftmischung für starke Kinder: 3 Tropfen Manuka, 2 Tropfen Bergamotte, 2 Tropfen Limette, 3 Tropfen Mandarine grün, 1 Tropfen Riesentanne

Affirmation: Ich bin wie ein Fels in der Brandung.

Melisse
die Herztrösterin

Melissa officinalis – Lippenblütler
Herkunft: Europa, Mittelmeergebiet
Gewinnung: Wasserdampfdestillation des blühenden
                Krautes; 5000 kg Kraut ergeben 1 l ätherisches Öl
Duftbereich: Herznote
Duft: feiner, leichter Zitrusduft

»Melissa« kommt aus dem Griechischen und bedeutet »die Honigsüße« oder »die Biene«. Auch in unserem Garten wächst Melisse: Wir beobachten wahre Bienenschwärme, die sich in dem schönen Grün und den weißen Blüten tummeln. Reine Melisse ist eines der teuersten und kostbarsten ätherischen Öle.

Als ich beruflich unter schwerem Stress stand, bekam ich Gürtelrose am Hals. Die ärztliche Prognose lautete: Sechs Wochen Schmerzen und eine Antibiotikakur. Ich versuchte es stattdessen mit einer Mischung aus Melissen-, Lavendel-, Manuka- und Teebaumöl und löste sie in fettem Öl. Innerhalb von zwei Wochen war ich beschwerdefrei. Seitdem empfehle ich es auch als Herpesöl: 1 Tropfen 100-prozentige Melisse auf den Herpes auftragen. Wenn die Haut sehr spannt, dann mit 5 ml fettem Öl mischen.

Hilft bei: Unruhe, Angst, Prüfungsangst, Schlaflosigkeit, nervlicher Überforderung, Überreizung, Schock, Trauer, Liebeskummer, Wut und Ärger
Ergebnis: Beruhigt die Sinne, mindert Angst (auch Prüfungsangst) und schenkt innere Gelassenheit und Stärke, fördert die Produktion von Serotonin / Glückshormonen und öffnet das Herz für Lebensfreude; es unterstützt die Intuition und ist neben Rose ein starkes Öl zur Sterbebegleitung

Mischt sich gut mit: Lavendel, Neroli, Rose

Duftlampe – Tröstendes Öl bei Liebeskummer:
1 Tropfen Melisse und 1 Tropfen Rose türkisch mit 5 ml fettem Öl (Jojobaöl, Mandelöl) mischen und auf die Mitte der Brust auftragen.

Vorsicht! Melisse wirkt kühlend, es kann Ihnen in einem warmen Bad Gänsehaut bescheren.

Auf dem Markt findet man immer mehr Melissenöl unter dem Namen »ostindisches Melissenöl« oder »Melissa indicum«. Dahinter steckt Citronella, das genauso duftet, aber eine gänzlich andere Wirkung hat. Achten Sie beim Kauf auf den botanischen Namen!

Muskatellersalbei

Quelle der Inspiration

Salvia sclarea – Lippenblütler
Herkunft: Europa, Mittelmeerraum
Gewinnung: Wasserdampfdestillation des Krautes;
                          120–130 kg Kraut ergeben 1 l ätherisches Öl
Duftbereich: Kopf-Herz-Note
Duft: krautig-holzig, warm, süßlich, moschusartig

Als ich Muskatellersalbei zum ersten Mal roch, dachte ich an Katerduft und verstand nicht, warum so viele meiner Freunde den Duft so schön fanden. Erst als ich die majestätische, wunderschöne und kraftvolle Pflanze näher kennenlernte, wandelte sich auch mein Dufterlebnis. Jetzt mag ich den Duft sehr. Manchmal geht es mir mit Menschen genauso …

Hilft bei: geistiger und körperlicher Erschöpfung, psychischer Überreaktion, Angstzuständen, Melancholie, Depression, chronischer Unzufriedenheit, Hormonschwankungen; für Menschen, die im Gedankenkarussell stecken

Ergebnis: Beruhigt, entspannt und stabilisiert das seelische Gleichgewicht, beflügelt die Fantasie, fördert Inspiration, Kreativität und schöpferische Schaffenskraft; hilft in neuen und außergewöhnlichen Bahnen zu denken, unterstützt Traumreisen und Meditationen, euphorisiert und aphrodisiert

Mischt sich gut mit: Bergamotte, Rosengeranie, Sandelholz, Ylang-Ylang

Duftlampe – Sinnlich-inspirierende Mischung: 2 Tropfen Muskatellersalbei, 2 Tropfen Bergamotte, 1 Tropfen Blutorange, 1 Tropfen Limette, 2 Tropfen Rosengeranie, 1 Tropfen Sandelholz, 1 Tropfen Ylang-Ylang, 1 Tropfen Zeder

Vorsicht! Sparsam dosieren, da es leicht halluzinogen wirken kann. In der Schwangerschaft nur mit therapeutischer Beratung, da es den Hormonhaushalt beeinflusst.

Myrte Anden

TIPP

Myrtus communis – Myrtengewächse	
Herkunft:	Südamerika, Peru
Gewinnung:	Wasserdampfdestillation der Zweige; 140 kg Zweige ergeben 1 l ätherisches Öl
Duftbereich:	Kopf-Herz-Note
Duft:	frisch, klar, grün

Als ich den Myrtenbusch zum ersten Mal in seiner natürlichen Umgebung in den Anden sah, war ich sehr beeindruckt. Er stand an einem glasklaren Wildbach am äußersten Rand des Ufers, seine »Füße« schienen schon im Wasser zu sein und die strahlend weißen Blüten vermittelten mir natürliche Reinheit und Schönheit. Für mich ist dies auch ein Sinnbild für strahlende, reine Erneuerung.

Hilft bei: geistiger und körperlicher Erschöpfung, Antriebslosigkeit, Mutlosigkeit, Entscheidungsschwierigkeiten, Unsicherheit, wenn man in alten Mustern feststeckt
Ergebnis: Hilft in reine und klare Gedanken zu kommen, löst Altes auf, belebt das Gute aus alten Zeiten, fördert Erneuerung, Mut und Reinheit, vermittelt Freiheit, reinste Freude, Sicherheit, Geborgenheit und stärkt die Intuition

Mischt sich gut mit: Cajeput, Lavendel, Lemongrass, Riesentanne, Teebaum, Zeder, Zirbelkiefer, Zitrusölen, Zypresse

Eignet sich besonders gut, um Räume oder auch das Auto durch Beduftung energetisch zu reinigen.

Duftlampe: 2 Tropfen Myrte Anden, 4 Tropfen Bergamotte, 1 Tropfen Petit Grain, 2 Tropfen Wacholder, 1 Tropfen Weihrauch, 1 Tropfen Zirbelkiefer, 2 Tropfen Zitrone

Airspray: Die gleiche Mischung mit 1 Teelöffel 90-prozentigem Alkohol und 100 ml destilliertem Wasser in eine dunkle Glas-Sprühflasche geben.

Nelke

Syzygium aromaticum – Myrtengewächse
Herkunft: Madagaskar, Ostafrika, Indonesien
Gewinnung: Wasserdampfdestillation der getrockneten
             Knospen; ca 50 kg Knospen ergeben 1 l äthe-
             risches Öl
Duftbereich: Herznote
Duft: warm, würzig, scharf, süßlich, aromatisch

• Nelkenblätter: Duft ist kräftiger und herber, holziger
• Nelkenknospe: Duft ist feiner und aromatischer

Ich persönlich mag den feinen Duft der Nelkenknospe lieber. Nelke kennen wir aus der Weihnachts- und Winterzeit: in Kuchen, Plätzchen und wärmenden Eintöpfen. Vielleicht ist Ihnen das Aroma der Nelke auch aus der orientalischen Küche bekannt, aus Gewürzmischungen wie Marsala und Curry.

Hilft bei: Mutlosigkeit, Schwäche und Antriebslosigkeit, Erschöpfung, Jetlag, Müdigkeit nach langer geistiger Arbeit
Ergebnis: Belebt und aktiviert, erfrischt und regt an, stärkt die Nerven und hilft alte Muster loszulassen und neue Wege zu beschreiten, hilft geistig frisch zu bleiben, vermittelt Wärme und Geborgenheit; wirkt stark antiviral und antibakteriell

Mischt sich gut mit: Lavendel, Vanille, Zimt, Zitrusölen

Duftlampe – Sansibar oder Sehnsucht nach Abenteuer:
1 Tropfen Nelkenknospe, 5 Tropfen Lemongrass, 3 Tropfen Limette, 2 Tropfen Orange, 1 Tropfen Vanille, 2 Tropfen Zimt

Duftlampe – Warme Gefühle: 1 Tropfen Nelkenknospe, 3 Tropfen Limette, 1 Tropfen Zimtrinde

Haus- und Reiseapotheke (siehe S. 102–106): Nelkenöl findet oft Anwendung in der Mundhygiene und Zahnpflege.

Mundwasser: 2 Tropfen Nelkenknospe, 1 Tropfen Manuka, 1 Tropfen Pfefferminze, 2 Tropfen Teebaum mit 1 Messerspitze Meersalz und 150 ml destilliertem Wasser vermischen.

Vorsicht! Nicht in der Schwangerschaft anwenden.
Führt leicht zu Hautirritationen, daher sparsam dosieren.

Neroli
Glück geht durch die Nase

Citrus aurantium – Rautengewächse
Herkunft: Italien, Marokko
Gewinnung: Wasserdampfdestillation der Bitterorangenblüte
Duftbereich: Herznote
Duft: süß, zart, blumig-warm, weich

Neroli soll seinen poetischen Namen von der italienischen Prinzessin von Nerola haben, die diesen Blütenduft über alles liebte.

In Verona saß ich einmal im Verkehr fest. Ich war schon ziemlich genervt, denn es war laut, es stank nach Auspuffgasen, es staubte und ich war müde von der Reise. Da traf mich ganz unvermittelt eine Duftwolke von Neroli, die von den Zitronenfeldern herüberwehte, und versetzte mich in einen Zustand von Gelassenheit. Mit jeder neuen Duftwolke wurde meine Laune besser, bis ich mit Hochstimmung an meinem Reiseziel ankam.

Hilft bei: Anspannung, Nervosität, Unruhe, Stress, Burn-out, Schock, depressiver Verstimmung, Schlafstörungen
Ergebnis: Löst Spannungen und Stress, stärkt die Nerven, beruhigt und gleicht aus, hilft alte seelische Verletzungen zu lösen und vermittelt Geborgenheit und Sicherheit; Erste Hilfe bei Schockzuständen

Mischt sich gut mit: Bergamotte, Rose und Zitrusölen

Haus- und Reiseapotheke (siehe S. 102–106)

Orange

Let the sunshine in!

Citrus sinensis – Rautengewächse
Herkunft: Italien, Israel, Brasilien, USA
Gewinnung: Kaltpressung der Orangenschalen
Duftbereich: Kopfnote
Duft: fruchtig, frisch, süß

Im Handel werden Orangenöl und das intensiver duftende Blutorangenöl angeboten. Orange ist einer der beliebtesten Wellnessdüfte – und das zu recht! Allein schon das kräftige Orange der Schale stimmt fröhlich und macht heiter.

Hilft bei: depressiver Verstimmung, Niedergeschlagenheit, nervlicher Überreizung und Überforderung, Konzentrationsmangel
Ergebnis: Stimmt fröhlich und optimistisch, vermittelt Lebenslust und Energie, stärkt die Konzentration, schafft eine fröhliche und beschwingte Atmosphäre

Mischt sich gut mit: allen ätherischen Ölen

Duftlampe zur Weihnachtszeit: 8 Tropfen Orange, 5 Tropfen Mandarine grün, 1 Tropfen Nelkenknospe, 2 Tropfen Weißtanne, 2 Tropfen Zimt

Aromawasser: 2 bis 3 Tropfen Orangenöl auf eine Scheibe Zitrone träufeln und in 1 Liter Wasser geben.

Das macht Wasser auch für Kinder und Senioren wieder schmackhaft; es stärkt außerdem die Abwehrkräfte.

Vorsicht! Nicht vor dem Sonnenbaden auf der Haut verwenden. Das Öl erhöht die Lichtempfindlichkeit der Haut und es können braune Flecken entstehen.

Palmarosa

heiter und sanftmütig

Cymbopogon martinii – Gräser
Herkunft: Nepal, Indien, Madagaskar
Gewinnung: Wasserdampfdestillation der Gräser
Duftbereich: Herznote
Duft: fein-blumig, rosenähnlich; frische Note

Wegen seiner harmonischen Inhaltsstoffe ist es auch für Kinder sehr gut geeignet.

In der lichtarmen Zeit, wenn die Tage kurz und die Nächte lang sind, hilft Palmarosa auf seine weiche und sanfte Art aus der Tiefstimmung. Man kann sich weich in den Duft des Grases fallen lassen und fühlt sich geborgen bei Mutter Erde. »Wie man sich bettet, so liegt man.«

Hilft bei: Müdigkeit, innerer Unruhe, Anspannung, Stress, Ängsten, Kummer und Trauer

Ergebnis: Belebt sanft und gleicht aus, harmonisiert und entspannt, streichelt die Seele, löst Kummer, schenkt Zufriedenheit und Zuversicht

Mischt sich gut mit: Eisenkraut, Lavendel, Melisse, Sandelholz

Duftlampe – Sich geborgen fallen lassen: 5 Tropfen Palmarosa, 2 Tropfen Bergamotte, 3 Tropfen Orange, 1 Tropfen Vetiver, 1 Tropfen Zeder, 2 Tropfen Zitrone

Affirmation: Ich bin sicher, geborgen und beschützt und vertraue meiner inneren Kraft.

Patchouli
starke Verbindung mit der Erde

Pogostemon cablin – Lippenblütler
Herkunft: Indien, China, Madagaskar, Indonesien
Gewinnung: Wasserdampfdestillation der getrockneten Blätter
Duftbereich: Herz-Basis-Note
Duft: moosig-rauchig, erdig, balsamisch-süßlich

Patchouliöl wird mit den Jahren durch Lagerung und Reifung immer besser, voller und aromatischer. Ein wichtiges Fixativ in der Parfümherstellung.

Patchouli hängt oft noch der »Duft der Sechzigerjahre und der Hippiezeit« an. Der Duft polarisiert – entweder man mag ihn oder man mag ihn nicht. Mit Musik verglichen, ist Patchouli der tiefe Bass. Heute bezeichne ich das Öl wegen seiner stark erdenden und zugleich öffnenden Wirkung als das ideale Öl für Manager.

Hilft bei: Unruhe, nervlicher Anspannung, Unsicherheit, Ängsten, Schlafstörungen

Ergebnis: Entspannt und beruhigt, mindert Angst, vermittelt Sicherheit und Standhaftigkeit, öffnet für neue Perspektiven, verbreitet eine warme und sinnliche Atmosphäre, wirkt aphrodisierend; vertreibt Insekten und Motten

Mischt sich gut mit: Jasmin, Rose, Ylang-Ylang, Zimt und Zitrusdüften

Duftlampe – Manager/innen-Mischung: 1 Tropfen Patchouli, 2 Tropfen Bergamotte, 3 Tropfen Blutorange, 5 Tropfen Grapefruit, 1 Tropfen Jasmin, 1 Tropfen Melisse, 1 Tropfen Neroli, 1 Tropfen Vetiver
Diese Mischung ist auch gedacht für alle, die ein »kleines Familienunternehmen« managen.

Affirmation: Meine gestellten Aufgaben erfülle ich mit Leichtigkeit, Herz und Verstand.

Haushalt: Auf ein Tüchlein getropft, hält Patchouli im Kleiderschrank Motten fern.

Im Putzwasser mit Flüssigseife vermischen, um Schränke und Regale auszuwischen.

Haarpflege: Bei Kopfhautjucken und Schuppen mit dem Shampoo vermischen. Wegen der holzigen Note sehr beliebt bei Männern.

Petit Grain Bigaradier
duftendes Blattgrün

Citrus aurantium – Rautengewächs

Herkunft:	Südeuropa (v.a. Italien), Syrien, Ostafrika, Indien
Gewinnung:	Wasserdampfdestillation der Zweige des Bitterorangenbaums
Duftbereich:	Kopfnote
Duft:	frisch, herb, würzig, zitrusartig

Wem Neroli zu teuer ist, der findet hier einen guten Ersatz, denn es entstammt derselben Pflanze. Als Visionär mag ich dieses Öl besonders gerne, und speziell zur Manifestation habe ich nachfolgende Mischung kreiert.

Hilft bei: seelischer Belastung, Sorgen, Niedergeschlagenheit, Ängsten, Schock, Traurigkeit, Schlafstörungen
Ergebnis: Beruhigt die Nerven, erfrischt, stimmt heiter und gelöst, vermittelt Freude und Zuversicht, löst Ängste, Kum-

mer und Sorgen, fördert neuen Mut und öffnet den Geist, hilft Visionen in die Tat umzusetzen

Mischt sich gut mit: Neroli, Orange, Vanille, Zeder

Duftlampe – Manifestation von Visionen: 3 Tropfen Petit Grain, 1 Tropfen Eisenkraut Anden, 2 Tropfen Lemongrass, 1 Tropfen Myrte Anden, 1 Tropfen Patchouli, 1 Tropfen Vetiver, 1 Tropfen Weihrauch arabisch, 1 Tropfen Ysop

Affirmation: Ich habe das volle Vertrauen in meine Schöpferkraft, dass ich meine Wünsche manifestiere.

Haarpflege: Bei Schuppenbildung eine Portion Shampoo in die Hand nehmen, 1 bis 2 Tropfen Petit Grain dazugeben und auf die Kopfhaut massieren.

Vorsicht! Nicht vor dem Sonnenbaden auf der Haut verwenden. Das Öl erhöht die Lichtempfindlichkeit der Haut und es können braune Flecken entstehen.

Pfefferminze

klare Frische

Mentha piperita – Lippenblütler
Herkunft: Westeuropa (v. a. Italien), Ägypten, USA
Gewinnung: Wasserdampfdestillation der Blätter

Duftbereich: Kopfnote
Duft: frisch, kühl, klar, stechend

Pfefferminze wurde schon vor 3000 Jahren in Ägypten und China als Heilmittel eingesetzt. Ich habe immer ein Fläschchen zum Riechen in der Tasche.

Hilft bei: Müdigkeit, Antriebslosigkeit, geistiger Erschöpfung, Jetlag, Konzentrationsschwäche, Mangel an Selbstbewusstsein
Ergebnis: Macht wach, belebt, erfrischt, klärt die Sinne und fördert die Konzentration, vermittelt Selbstvertrauen und Stärke; ein idealer Reisebegleiter

Spezielle Raumbeduftung: Arbeitszimmer, Auto

Haus- und Reiseapotheke (siehe S. 102–106)

Vorsicht! Nicht bei Säuglingen und Kleinkindern anwenden. Achtung, im Badewasser vermittelt es starke Kältereize.

TIPP   *Riesentanne*

durchatmen ...

Abies grandis – Kieferngewächse
Herkunft: Europa
Gewinnung: Wasserdampfdestillation der Zweige

Duftbereich: Kopf-Herz-Note
Duft: frisch, klar, waldig mit Zitrusnote

Die Riesentanne ist ein aufrechter, mächtiger, sehr schnell wachsender Baum, der bis zu 100 Meter hoch werden kann. Sie gehört zu den höchsten Nadelbäumen der Welt. Für mich trägt sie von Natur aus die perfekte Mischung aus Wald- und Zitrusduft.

Hilft bei: Unsicherheit, mangelndem Selbstvertrauen, geistiger und seelischer Belastung; dem Gefühl, überfordert oder nicht gut genug zu sein
Ergebnis: Stärkt das Urvertrauen, fördert das Selbstvertrauen und richtet sanft auf, verwandelt Schwächen in Stärken und führt zu innerer Gelassenheit und Freude

Mischt sich gut mit: Jasmin, Lavendel, Neroli, Rose, Ylang-Ylang, Zitrusdüften

Duftlampe – Wenn Sie mal über sich hinauswachsen wollen: 2 Tropfen Riesentanne, 4 Tropfen Grapefruit, 1 Tropfen Neroli, 2 Tropfen Zirbelkiefer

Affirmation: Ich entfalte mein mir innewohnendes Potenzial voll und ganz.

Im **Riechfläschchen** kann es auch Ihr Begleiter für unterwegs sein.

Rose

beflügelt die Sinne

Rosa damascena – Rosengewächse
Herkunft: Türkei, Marokko, Bulgarien, Persien, Indien
Gewinnung: Wasserdampfdestillation der Blüten;
                      5000 kg Blüten (ca. 20 Eisenbahnwaggons)
                      ergeben 1 l ätherisches Öl
Duftbereich: Herznote
Duft: süß, blumig, weich

- Rose bulgarisch: tiefer, dunkler Duft mit Honignote
- Rose indisch: frisch, voll, blumig
- Rose persisch: frisch, blumig
- Rose türkisch: süß, weich, warm
- Rose Attar: Rose gelöst in Sandelholz;
  aphrodisisch, betörend, orientalisch, sinnlich

Rose ist Aphrodites Lieblingsduft. In vielen persischen bzw. orientalischen Märchen spielt die Rose eine große Rolle. Mein höchstes Erlebnis war einmal die Rosenernte im Taurusgebirge/Türkei, als ich mich in Rosenblüten legte und bis zum Hals zugedeckt wurde. Ich war auf Rosen gebettet und fühlte mich im siebten Himmel. Es hat mich sehr berührt. Keine andere Blume ist wohl so stark mit der Liebe verbunden wie die Rose.

Hilft bei: Herzschmerz, Kummer, nervöser Anspannung, Unruhe, depressiver Verstimmung, Ängsten, Trauer
Ergebnis: Harmonisiert, beruhigt und entspannt, lindert see-

lische Verletzungen, öffnet das Herz, inspiriert, ist sinnlich anregend und ein sehr altes Aphrodisiakum; hilft ins Leben und aus dem Leben, also bei der Geburt und bei der Sterbebegleitung; ein wertvoller Begleiter, wenn es ums »Loslassen« geht

Mischt sich gut mit: Jasmin, Lavendel, Melisse, Nelke, Neroli, Rosenholz, Sandelholz, Vanille, Zitrusölen

Körperöl: 3 Tropfen Rose, 1 Tropfen Limette, 2 Tropfen Vanille mit 100 ml Mandelöl mischen.

Luxusbad: 2 bis 3 Tropfen Rosenöl in 1 Esslöffel Honig und/oder 1 Esslöffel Sahne rühren und ins Badewasser geben. Oder: 2 Tropfen Rose, 2 Tropfen Orange, 3 Tropfen Vanille in 1 Esslöffel Honig und 1 Esslöffel Sahne rühren und ins Badewasser geben.

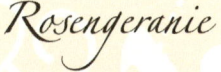

Rosengeranie

ein Herzblatt

Pelargonium graveolens – Storchschnabelgewächse
Herkunft: Ägypten, Madagaskar
Gewinnung: Wasserdampfdestillation der blühenden
                Pflanze; 800–900 kg Pflanzenmaterial
                ergeben 1 l ätherisches Öl
Duftbereich: Herznote
Duft: süß, blumig, weich

Hilft bei: Erschöpfung, Burn-out, Stress, Unausgeglichenheit, Stimmungsschwankungen, depressiven Verstimmungen, Ängsten

Ergebnis: Stimmt heiter und entspannt, gleicht aus, stabilisiert und harmonisiert, muntert sanft auf, stärkt die innere Mitte

Mischt sich gut mit: Nelke, Sandelholz, Zimt, Zitrusdüften

Pflegendes Körperöl: 5 Tropfen Rosengeranie, 1 Tropfen Jasmin, 3 Tropfen Limette, 3 Tropfen Mandarine grün, 2 Tropfen Orange, 3 Tropfen Palmarosa, 1 Tropfen Rose, 2 Tropfen Sandelholz in einer Flasche mischen und mit 100 ml Jojobaöl auffüllen. Vorsicht: Wegen der Zitrusöle danach nicht in die Sonne gehen!

Rosenholz
streichelt die Seele

Aniba rosaeodora – Lorbeergewächse
Herkunft: Brasilien
Gewinnung: Wasserdampfdestillation der Holzspäne
Duftbereich: Herz-Basis-Note
Duft: blumig-rosig, holzig-frisch

Der Rosenholzbaum hat nichts mit der Rose zu tun, sondern ist ein Baum. Das aromatische Holz wurde auch zur Möbelherstellung und beim Instrumentenbau verwendet. Durch unkontrollierte Wirtschaft wurde der Baum extrem reduziert. Achten Sie bitte darauf, Bio-Rosenholzöl zu kaufen, denn nur dieses stammt aus nachhaltiger Forstwirtschaft!

Hilft bei: Stress, Burn-out, innerer Unruhe, Erschöpfung, Unsicherheit, psychischer Labilität, körperlicher und geistiger Erschöpfung

Ergebnis: Stimmt ausgeglichen, heiter und entspannt, baut auf, stärkt das Selbstvertrauen und vermittelt Sicherheit und Selbstbewusstsein, fördert die Entschlusskraft, stärkt das Immunsystem und ist wertvoll in der Erkältungszeit

Mischt sich gut mit: allen Ölen, besonders mit Blütenölen

Duftlampe – Happy Feierabend: 1 Tropfen Rosenholz, 1 Tropfen Bergamotte, 1 Tropfen Neroli, 2 Tropfen Orange

Rosmarin
für Morgenmuffel

Rosmarinus officinalis – Lippenblütler
Herkunft: Frankreich, Portugal, Marokko
Gewinnung: Wasserdampfdestillation des Krautes;
                       50 kg ergeben 1 l ätherisches Öl
Duftbereich: Kopfnote
Duft: klar, frisch, aktiv

Rosmarin ist eine der ältesten bekannten Heilpflanzen. Er regt den Kreislauf an und fördert stark die Durchblutung.

Hilft bei: körperlicher und geistiger Erschöpfung, großen geistigen Anforderungen, Müdigkeit und Morgenmüdigkeit, Mutlosigkeit und Schwäche

Ergebnis: Aktiviert, regt an und fördert die Konzentration; ein Wachmacher, der hilft, sich auf das Wesentliche zu konzentrieren; stärkt Geist und Sinne; für Klarheit und Zuversicht

Mischt sich gut mit: Wacholder, Zeder, Zirbelkiefer, Zitrusölen

Duftlampe – Wake up: 2 Tropfen Rosmarin, 3 Tropfen Lemongrass, 2 Tropfen Riesentanne, 2 Tropfen Ysop – und wer mag, kann noch 1 Tropfen Wacholder hinzufügen. Das macht munter und hilft bei langen Autofahrten, Konferenzen, Tagungen, am Arbeitsplatz und in der Schule.

Affirmation: Ich bin frisch und wach und entfalte meine geistigen und körperlichen Kräfte voll und ganz.

Vorsicht! Weder bei Kleinkindern noch bei Menschen mit Bluthochdruck anwenden.

Salbei

Salvia officinalis – Lippenblütler

Herkunft: Europa, v.a. Mittelmeerraum, Italien, Frankreich
Gewinnung: Wasserdampfdestillation der Blätter
Duftbereich: Kopfnote
Duft: würzig, krautig, leicht kampferig

Der Weiße Salbei wird traditionell bei den Indianern zur Reinigung und zum Schutz verräuchert. Ich verwende ihn gerne zusammen mit Grapefruit zur Raumreinigung.

Hilft bei: Müdigkeit und Erschöpfung, nervlicher Überreizung, Schwäche
Ergebnis: Erfrischt, aktiviert und regt an, baut auf und beruhigt gleichzeitig die Nerven, reinigt Seele und Geist, vermittelt Kraft und Harmonie

Mischt sich gut mit: Grapefruit, Lavendel, Thymian

Duftlampe zur energetischen Raumreinigung: 2 Tropfen Salbei, 2 Tropfen Limette, 1 Tropfen Riesentanne, 1 Tropfen Wacholder, 2 Tropfen Zitrone

Die gleiche Mischung eignet sich auch fürs **Putzwasser:** 3 bis 4 Tropfen in etwas flüssige Neutralseife rühren und in 5 Liter Wasser geben.

Vorsicht! Weder in der Schwangerschaft noch bei Säuglingen und Kleinkindern anwenden.
Salbei ist sehr stark – bitte nur sparsam dosieren!

Sandelholz
das Holz der Könige

Santalum album – Sandelholzgewächse
Herkunft: Indien, Neukaledonien
Gewinnung: Wasserdampfdestillation der Holzspäne
Duftbereich: Herznote
Duft: warm, weich, exotisch, holzig-balsamisch, süß

Der Sandelholzbaum ist einer der kostbarsten Bäume. Die Destillation des Holzes kann erst nach 25 Jahren beginnen. Für einen gefällten Baum müssen 10 neue Bäume gepflanzt werden, um die Lücke zu füllen.
Sandelholz ist eines meiner persönlichen Lieblingsöle, weil ich es immer wieder neu und anders wahrnehme und es sich gleichzeitig so vertraut anfühlt.

Hilft bei: Niedergeschlagenheit, Unruhe, Stress, Nervosität, depressiver Verstimmung, Angst
Ergebnis: Entspannt und gleicht aus, stimmt fröhlich und euphorisierend, löst seelische Verkrampfungen und kräftigt das Nervenkostüm, verleiht Frohsinn und Harmonie, stimmt sinnlich, inspiriert und ist ein Aphrodisiakum

Mischt sich gut mit: Blütenölen, Patchouli, Vetiver, Ylang-Ylang, Zeder

Sinnliches Luxusbad: 3 Tropfen Sandelholz, 1 Tropfen Neroli, 1 Tropfen Rose in Honig und Sahne rühren und ins Badewasser geben.

Körper- oder Massageöl: Dieselbe Mischung (Sandelholz, Neroli, Rose) in 50 ml Mandelöl geben.

Teebaum

ein Öl für viele Fälle

Melaleuca alternifolia – Myrtengewächse
Herkunft: vorwiegend Australien, Afrika, Neuseeland
Gewinnung: Wasserdampfdestillation der Blätter;
                     50 kg Blätter ergeben 1 l ätherisches Öl
Duftbereich: Herznote
Duft: frisch, würzig, streng, medizinisch

Teebaum Bush Oil ist Teebaumöl aus Wildsammlung.

Wegen seines strengen medizinischen Dufts findet Teebaum nicht so sehr als Duftöl Anwendung, sondern vielmehr als wertvolles Öl in der Hausapotheke.

Hilft bei: innerer Unruhe, Stress und Nervosität

Ergebnis: Gleicht aus, stabilisiert und stärkt die Nerven; ist stark antibakteriell, antiviral, pilztötend, stärkt das Immunsystem, wirkt entzündungshemmend, hautregenerierend und hält Insekten und Parasiten fern

Mischt sich gut mit: Lavendel, Lemongrass, Palmarosa, Rose, Sandelholz, Thymian, Zitrone

Haus- und Reiseapotheke (siehe S. 102–106)

Thymian
Mut für Außergewöhnliches

Thymus serpyllum – Lippenblütler
Herkunft: Frankreich, Türkei, Mittelmeerraum
Gewinnung: Wasserdampfdestillation des Krautes
Duftbereich: Herz-Basis-Note
Duft: frisch, kräftig, krautig

Feldthymian wächst in Form wunderbarer Kissen und ist ein unglaublicher Bodendecker. Bei PRIMAVERA säumt er den Weg ins Firmengebäude und bietet Insekten und Schmetterlingen auf dem Pflanzendach ein aromatisches Futter.

Thymian Linalool ist der weißblühende Zitronenthymian; er hat eine wunderbare zitronige Duftnote.

Hilft bei: Erschöpfung, Ermüdung, Jetlag, Schwäche, Mutlosigkeit, Angstzuständen, Unsicherheit; Rekonvaleszenz
Ergebnis: Innere Kraft, löst Ängste und Unsicherheit

Mischt sich gut mit: Cajeput, Zitrone

Duftlampe: Thymian reinigt die Raumluft, speziell in der Erkältungszeit.

Haus- und Reiseapotheke (siehe S. 102–106)

Vorsicht! Sparsam dosieren.
Nicht in der Schwangerschaft und bei Kleinkindern anwenden.
Nicht pur auftragen – wirkt stark hautreizend.

Vanille

der Kuschelduft

Vanilla planifolia – Orchideengewächse
Herkunft: Madagaskar, Mexiko
Gewinnung: Alkoholextraktion der Vanilleschoten
Duftbereich: Basisnote
Duft: süß, warm, blumig, intensiv

Vanille-Duft begleitet wohl viele von uns von frühester Kindheit an. Vanille steckt in vielen Kuchen, in Vanillepudding und Süßspeisen. Beim Essen werden Seele und Bauch gestreichelt.

Hilft bei: Burn-out, Stress, Angstzuständen, Unruhe, Trauer, Mutlosigkeit

Ergebnis: Ein echter Seelentröster: entspannt, harmonisiert, stimmt ausgeglichen und freundlich, fördert die Ausschüttung von Glückshormonen, vermittelt Geborgenheit und Sicherheit; auch für kuschelige Stunden zu zweit

Mischt sich gut mit: Orange, Rose und allen Blütenölen

Duftlampe – Seelentröster-Mischung, nicht nur für Kinder: 6 Tropfen Vanille, 3 Tropfen Mandarine, 3 Tropfen Orange

Affirmation: Ich bin sicher und beschützt, ich atme ein und atme aus und entspanne mich.

Vetiver
Kraft aus der Tiefe schöpfen

Vetiveria zizanoides – Gräser

Herkunft:	El Salvador, Sri Lanka, Indonesien
Gewinnung:	Wasserdampfdestillation der Wurzeln; ca. 50 kg Wurzeln ergeben 1 l ätherisches Öl
Duftbereich:	Basisnote
Duft:	schwer, erdig, moosig, holzig, balsamisch

In subtropischen Gebieten wird Vetivier gepflanzt, um die Bodenerosion aufzuhalten. Das Öl ist zähflüssig.

Für mich ist es eine wundervolle Basisnote, der Basston bei Düften. Es verleiht Tiefe und schafft die Verbindung zur Erde. Ich habe meistens ein Fläschchen dabei, vor allem wenn ich geistig sehr gefordert bin und zu viele Gedanken in meinem Kopf schwirren. Wenn ich daran rieche, hilft es mir, mich tief in Mutter Erde verwurzelt zu fühlen. Dann spüre ich wieder meine Kraft aus der Mitte.

Hilft bei: innerer Unruhe, Nervosität, Angst, Schlafstörungen, Burn-out
Ergebnis: Gleicht aus, beruhigt, erdet und stabilisiert, stärkt die Psyche und führt zur inneren Mitte, verbreitet eine entspannte und harmonische Atmosphäre, wirkt aphrodisierend; Mottenschutz

Mischt sich gut mit: Jasmin, Orange, Sandelholz

Duftlampe – Wurzeln schlagen: 1 Tropfen Vetiver, 3 Tropfen Orange, 1 Tropfen Sandelholz

Affirmation: Ich bin fest in der Erde verwurzelt und bin vollkommen in meiner inneren Mitte.

Wacholder

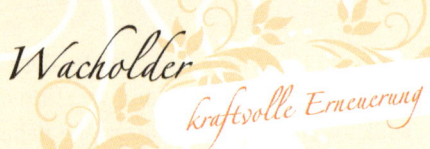

kraftvolle Erneuerung

Juniperus communis – Zypressengewächse
Herkunft: Kroatien, Frankreich, v. a. Mittelmeerraum
Gewinnung: Wasserdampfdestillation der Beeren
Duftbereich: Kopfnote
Duft: kraftvoll, fruchtig-würzig, waldig

In vielen Kulturen finden wir Wacholder als das Mittel zur Reinigung und als Schutzpflanze. Er regt stark die Verdauung an und entwässert. Ein gutes Mittel bei Infektionskrankheiten. In unseren Breitengraden ist er auch ein gern gesehener Gast in der Küche.

Seine durchblutungsfördernde Wirkung hilft bei sportlicher Überlastung und Muskelkater.

Hilft bei: seelischem Ungleichgewicht, Unruhe, kreisenden Gedanken, Konzentrationsmangel, Schwäche, Mutlosigkeit
Ergebnis: Aktiviert und regt an, belebt, stärkt und kräftigt; ein Muntermacher, der Gedanken klärt und die Konzentration fördert

Mischt sich gut mit: Grapefruit, Riesentanne, Rosmarin, Salbei, Weihrauch, Zirbelkiefer, Zitrone

Spezielle Raumbeduftung: Krankenzimmer, Arbeits- und Lernzimmer

Duftlampe – Schutzfeld: 2 Tropfen Wacholderbeeren, 1 Tropfen Muskatellersalbei, 1 Tropfen Myrte Anden, 1 Tropfen Weihrauch arabisch, 2 Tropfen Zeder, 3 Tropfen Zitrone mischen. Das hilft, ein schützendes Feld aufzubauen, wenn zu viel auf einen einstürmt.

Affirmation: Ich bin von einem Schutzfeld umgeben. Alles Negative bleibt draußen, alles Positive darf zu mir hereinkommen.

Vorsicht! Weder in der Schwangerschaft noch bei Kleinkindern anwenden.
Nicht geeignet bei akuten Nierenerkrankungen.

Weihrauch
der Ausgleichende

Boswellia sacra
und Boswellia serrata – Balsambaumgewächse
Herkunft:　　　Äthiopien, Somalia, Jemen, Oman, Indien
Gewinnung:　　Wasserdampfdestillation des Harzes
Duftbereich:　 Basisnote
Duft:　　　　　• Weihrauch arabisch duftet voll balsamisch, süß-frisch, harzig;
　　　　　　　• Weihrauch indisch hat eine hellere, frische Note

Wir kennen Weihrauch eher vom Räuchern. Das ist übrigens eines meiner tiefen Dufterlebnisse. Als Junge war ich Ministrant – mein größter Beweggrund dafür war, dass ich den Weihrauchkessel schwenken wollte. Das tat ich dann auch mit Inbrunst und es stimmte mich immer sehr fröhlich. Aber auch in der Duftlampe ist es ein wunderbares, klärendes und reinigendes Öl.

Hilft bei: Überreaktion, Rastlosigkeit, geistiger Übererregbarkeit, unruhigen Gedanken, mentaler Erschöpfung
Ergebnis: Entspannt, beruhigt und gleicht den Geist aus, stimmt ausgeglichen und harmonisch, bringt Klarheit und Gelassenheit, vermittelt Geborgenheit und Frieden, vertieft die Innenschau und hilft bei der Meditation

Mischt sich gut mit: Jasmin, Nadelhölzern, Palmarosa, Petit Grain, Rose, Ylang-Ylang

Bewährt im Putzwasser: 3 bis 4 Tropfen Weihrauch mit etwas flüssiger Neutralseife vermischen und in ca. 5 Liter Putzwasser geben. Es reinigt, desinfiziert und die Räume duften wieder frisch und klar. Sehr hilfreich auch bei Haustieren.

Weißtanne

nicht nur zur Weihnachtszeit

Abies alba – Kieferngewächse
Herkunft: Europa (v. a. Frankreich), Nordamerika
Gewinnung: Wasserdampfdestillation der Zweige und Nadeln
Duftbereich: Kopf-Herz-Note
Duft: würzig-waldig, harzig, frisch, klar

Hilft bei: Erschöpfung, Müdigkeit, schlechten Träumen, Unausgeglichenheit, Jetlag
Ergebnis: Aktiviert, belebt und erfrischt, fördert die Konzentration und vermittelt Stärke, Kraft und Energie, klärt und reinigt

Mischt sich gut mit: Neroli, Zitrusölen

Sauna: 2 bis 3 Tropfen ins Aufgusswasser geben.

Vom Himmel in die tiefsten Klüfte
Ein milder Stern herniederlacht;
Vom Tannenwalde steigen Düfte
Und hauchen durch die Winterlüfte
Und kerzenhelle wird die Nacht.

(Theodor Storm)

Ylang-Ylang

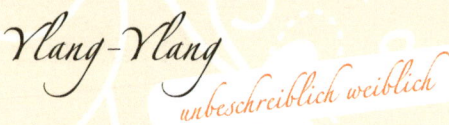

unbeschreiblich weiblich

Cananga odorata – Flaschenbaumgewächse
Herkunft: Madagaskar, Komoren, Java, Philippinen
Gewinnung: Wasserdampfdestillation der Blüten;
                      50 kg Blüten ergeben 1 l ätherisches Öl
Duftbereich: Herznote
Duft: exotisch-blumig, schwer, süß, sinnlich

Ylang-Ylang gilt als das weiblichste Duftöl. Es entspannt, euphorisiert und hilft zu lächeln.

Menschen, die beruflich immer freundlich sein müssen, auch wenn ihnen nicht danach zumute ist, bekommen oft sehr angespannte Gesichtsmuskeln. Zur Gesichtsmassage habe ich es daher gern bei gestressten Hotelangestellten verwendet: Ihre Züge glätteten sich schnell und sie lächelten wieder zwangfrei und offen.

Hilft bei: Bedrücktheit, Abgespanntheit, Stress, mangelndem Selbstvertrauen
Ergebnis: Stimmt sinnlich und glücklich, stärkt das Selbstwertgefühl und das Selbstvertrauen, vermittelt einen Hauch von Luxus; es lässt einen dahinfließen, birgt ein intensives erotisierendes und aphrodisierendes Potenzial; wirkt antibakteriell, krampflösend, blutdrucksenkend, hautregenerierend, wundheilend, entzündungshemmend, reguliert den Hormonhaushalt, stärkt das Immunsystem

Mischt sich gut mit: Jasmin, Rose, Sandelholz, Zitrusölen

Gesichtsmassageöl: 1 Tropfen Ylang-Ylang mit 3 Tropfen Palmarosa, 2 Tropfen Petit Grain und 3 Tropfen Sandelholz mischen und mit 50 ml Mandel- oder Jojobaöl auffüllen.

Vorsicht! Der Duft ist sehr intensiv – sparsam dosieren!

Ysop

öffnet für klare Gedanken

Hyssopus officinalis – Lippenblütler
Herkunft: Frankreich, Südosteuropa
Gewinnung: Wasserdampfdestillation des Krautes
Duftbereich: Kopfnote
Duft: würzig, klar, süß, honigartig

Ysop hilft beim Denken! In unserem Garten gibt es »Besprechungsinseln« mit reichlich Ysop zur kreativen Ideenfindung unserer Mitarbeiter.

Hilft bei: Erschöpfung, Reizbarkeit, hohen geistigen Anforderungen, Konzentrationsschwäche, Unentschlossenheit, Mutlosigkeit
Ergebnis: Belebt, aktiviert und erfrischt, fördert die Konzentration auf das Wesentliche, unterstützt das Denkvermögen, klärt und öffnet den Geist

Mischt sich gut mit: Eisenkraut, Lavendel, Rosmarin, Salbei, Zitrone

Duftlampe – Raumreinigung: 3 Tropfen Ysop, 3 Tropfen Myrte Anden, 3 Tropfen Zitrone

Vorsicht! Ist sehr kräftig, daher sparsam dosieren.
Weder in der Schwangerschaft noch bei Kindern anwenden.
Nicht geeignet für Menschen, die zu Epilepsie und zu Asthmaanfällen neigen.

Zeder
Kraft aus der eigenen Mitte

Cedrus atlantica, Atlaszeder – Kieferngewächse
Herkunft: Atlasgebirge, Marokko, Frankreich
Gewinnung: Wasserdampfdestillation der Holzspäne;
                       35 kg Holz ergeben 1 l ätherisches Öl
Duftbereich: Herz-Basis-Note
Duft: warm-fruchtig, balsamisch

Achten Sie beim Einkauf von Zedernöl auf die botanische Bezeichnung; es sollte sich um die Atlaszeder handeln. Andere Zedernarten haben bei Weitem nicht diese Wirkung.

Die Zeder ist ein sehr majestätischer Baum, der Schutz und Geborgenheit schenkt.

Hilft bei: Anspannung und in Prüfungszeiten, bei Ermüdung, mangelndem Selbstvertrauen, Angst und Unruhe, Abschied, Trauer, Sterbebegleitung

Ergebnis: Stabilisiert und gleicht aus, stärkt die innere Kraft und das Selbstvertrauen, verleiht Zuversicht, Energie und Ausdauer; Insektenabwehr, Mottenschreck

Mischt sich gut mit: Bergamotte, Lavendel, Rose, Wacholder, Zirbelkiefer

Riechfläschchen: 2 Tropfen Zeder, 3 Tropfen Bergamotte, 5 Tropfen Grapefruit, 1 Tropfen Neroli, 2 Tropfen Orange, 1 Tropfen Riesentanne, 2 Tropfen Ysop, 1 Tropfen Weihrauch mischen. Sofern Sie anstrengende Zeiten bestehen oder sich besser abgrenzen möchten oder falls Sie kurz vor dem Burnout stehen, sollten Sie diese Mischung bei sich tragen.

Affirmation: Ich bin geschützt, versorgt und geborgen, ich lasse los und werde von meiner inneren Weisheit geführt.

Duftlampe: Zedernöl richtet auf und bringt Sie zurück in Ihre innere Kraft.

Haushalt – Mottenschreck: 3 bis 5 Tropfen Zedernöl mit etwas Flüssigseife ins Putzwasser geben und die Schränke damit auswischen.
1 bis 2 Tropfen Zedernöl auf ein Tuch träufeln und in den Schrank legen.

Zimtrinde

Think positive!

Cinnamomum verum – Lorbeergewächse
Herkunft: Madagaskar, Sri Lanka, Tansania
Gewinnung: Wasserdampfdestillation der Baumrinde;
                      ca. 200 kg Rinde ergeben 1 l ätherisches Öl
Duftbereich: Herznote
Duft: süß, würzig, warm, kräftig

Zimt ist bei uns besonders zur Weihnachtszeit bekannt und hält zur kühleren Herbstzeit Einzug in die Küche. Er wärmt unseren Körper von innen. Wegen seiner sehr reinigenden Wirkung mag ich die Raumbeduftung mit Zimtöl auch im Sommer.

Zimtblätter sind die preiswerte und milde Variante; sie duften mehr nach Gewürznelken.

Hilft bei: Erschöpfung, Müdigkeit, Mutlosigkeit, Schwäche, Konzentrationsschwäche
Ergebnis: Belebt, erfrischt und vermittelt gleichzeitig Wärme und Geborgenheit, aktiviert, vitalisiert und fördert die Konzentration, regt Inspiration und Kreativität an; reinigt die Raumluft

Mischt sich gut mit: Nelke, Vanille, Weißtanne und Zitrusölen, wie Orange und Zitrone

Raumbeduftung: Gegen hartnäckige und muffige Gerüche.

Weihnachtsschokolade: 2 Tropfen Zimt, 3 Tropfen Orange, 1 Tropfen Vanille in 200 g geschmolzene Schokolade rühren, auf ein Stück Alufolie streichen und erkalten lassen. Sieht hübsch aus, wenn man die Schokolade mit Orangencesten (schmale Streifen von der Schale einer Bio-Orange) dekoriert.

Die gleiche Ölmischung in aufgelöster Kuvertüre (200 g) ergibt einen schmackhaften Überzug für Weihnachtsplätzchen.

Vorsicht! Nicht in der Schwangerschaft anwenden; wirkt wehenfördernd.
Sparsam dosieren, kann zu Hautreizungen führen.

Zirbelkiefer
tief Bergluft einatmen

Pinus cembra – Kieferngewächse
Herkunft: Österreich, Dolomiten
Gewinnung: Wasserdampfdestillation der Zweige und
                        Nadeln
Duftbereich: Kopf-Herz-Note
Duft: waldig-frisch

Dieser Baum imponiert mir besonders. Er wächst in den höchsten Bergregionen und ist von einer »Aura« ätherischen

Öls umgeben, die mit bloßem Auge erkennbar ist. Um ein kräftiger Baum zu werden, muss die Zirbelkiefer viele Extreme, Hindernisse und alle Elementarkräfte aushalten. Diese Kräfte sind im ätherischen Öl als Information enthalten.

Die Tiroler sagen: Zirbelkiefer hält das Gute und verwandelt das Schlechte; deshalb sind viele Wirtshäuser mit Zirbelkiefernholz ausgebaut. Inzwischen wird Zirbelkiefernholz auch für Betten und in Kissen verwendet.

In einer Studie (Institut für Nichtinvasive Diagnostik, Weiz/Österreich) wurde festgestellt, dass Zirbelkiefer ausgleichend auf das Herz wirkt, die vegetativen Erholungsphasen beschleunigt sowie Schlafbeschwerden und Wetterfühligkeit deutlich vermindert.

Hilft bei: hohen geistigen Anforderungen, Burn-out, Erschöpfung, Existenzängsten, Erkältung, Kurzatmigkeit
Ergebnis: Macht wach und konzentriert, vertieft die Atmung, harmonisiert und kräftigt den Herzschlag, vermittelt Mut, Zähigkeit, Ausdauer und innere Sicherheit, steht für extreme Lebenskraft

Mischt sich gut mit: Melisse, Muskatellersalbei, Pfefferminze, Blüten- und Zitrusdüften

Schutzöl zur Abgrenzung von negativen Energien:
7 Tropfen Zirbelkiefer, 5 Tropfen Grapefruit, 5 Tropfen Lemongrass, 1 Tropfen Neroli mischen. Eignet sich für die Duftlampe oder fürs Riechfläschchen.

Man kann sich auch einen Tropfen ins Haar reiben.
Vermischt mit 5 ml Jojobaöl kann man es auf die Haut, z.B.
auf die Brust und/oder den Solarplexus, auftragen (vorher einen Hautverträglichkeitstest in der Armbeuge machen!).

Affirmation: Ich fühle mich stark und mutig und trete in
meine innere Kraft.

Zitrone

die Energiedusche

Citrus limonum – Rautengewächse
Herkunft: Mittelmeerraum, v.a. Italien
Gewinnung: Kaltpressung der Zitronenschale
Duftbereich: Kopfnote
Duft: frisch, spritzig, aktiv, klar

Das Faszinierende am Zitronenbaum – wie bei den meisten
Zitruspflanzen: Er blüht und trägt Früchte zur selben Zeit; er
ist gleichzeitig im schönsten Stadium der Blüte und in der
Reife der Frucht.

Hilft bei: geistiger, seelischer und körperlicher Erschöpfung,
Ermüdungserscheinungen, Antriebslosigkeit
Ergebnis: Vitalisiert, aktiviert und motiviert, fördert die Konzentration (auch bei Hausaufgaben), steigert den Unterneh-
mungsgeist, belebt und klärt das Denkvermögen

Mischt sich gut mit: Lavendel, Thymian, Wacholder, Zirbelkiefer, Zypresse

Spezielle Raumbeduftung: Arbeitszimmer, Schule, Kinderzimmer; für neue Projekte

Duftlampe – Hausaufgabenmischung: 3 Tropfen Zitrone, 2 Tropfen Grapefruit, 1 Tropfen Rosenholz, 1 Tropfen Ysop

Vorsicht! Nicht vor dem Sonnenbaden auf der Haut verwenden. Das Öl erhöht die Lichtempfindlichkeit der Haut und es können braune Flecken entstehen.

Zypresse
aufrecht durchs Leben

Cupressus sempervirens – Zypressengewächse
Herkunft: Italien, Frankreich, Algerien
Gewinnung: Wasserdampfdestillation der Zweige
Duftbereich: Herz-Basis-Note
Duft: herb, klar, harzig, holzig, rauchig

Zypressen mit ihrer schmalen, hohen Wuchsform sind die ersten Bäume, die mir auffallen, wenn ich nach Italien fahre.

Hilft bei: Erschöpfung, Unklarheit, nervöser Anspannung, Mutlosigkeit, schwierigen Entscheidungen

Ergebnis: Stärkt die Nerven und gibt Halt und Kraft, macht wach und aufmerksam, steigert die Konzentration auf das Wesentliche, hilft Gedanken zu ordnen und zu strukturieren, vermittelt Sicherheit und fördert Klarheit, Mut und Entschlusskraft

Mischt sich gut mit: Patchouli, Wacholder, Zeder und Zitrusölen

Spezielle Raumbeduftung fürs Arbeitszimmer oder Krankenzimmer: 3 Tropfen Zypresse, 4 Tropfen Grapefruit, 1 Tropfen Limette, 1 Tropfen Orange, 2 Tropfen Riesentanne

Schuhöl gegen Schweißfüße: 1 bis 2 Tropfen auf einen Wattebausch träufeln und in die Schuhe stecken – natürlich nur, wenn Sie die Schuhe nicht tragen.

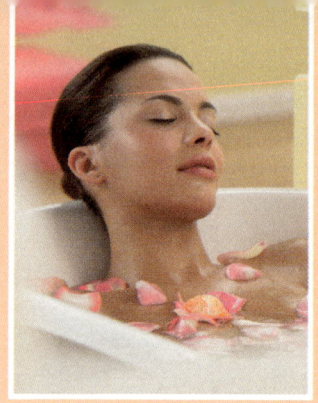
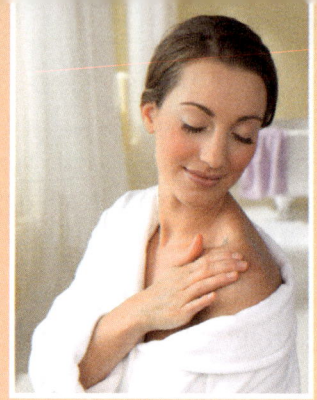
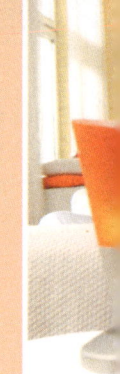

Eine kleine Haus- und Reiseapotheke

Die folgenden sieben (plus eine) Pflanzenessenzen sollten Sie für den Notfall parat haben:

- Cajeput
- Cistrose
- Eukalyptus
- Immortelle

- Lavendel
- Lorbeer
- Neroli
- und Ihren Lieblingsduft

Darüber hinaus sind bei manchen Rezepten ein paar weitere ätherische Öle hilfreich.

Blaue Flecken, Prellung, Verstauchung, Schwellung

3 Tropfen Cistrose, 3 Tropfen Immortelle, 5 Tropfen Lavendel: In akuten Fällen pur auf die betroffenen Stellen auftragen.

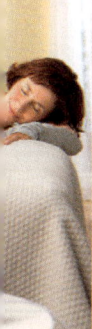
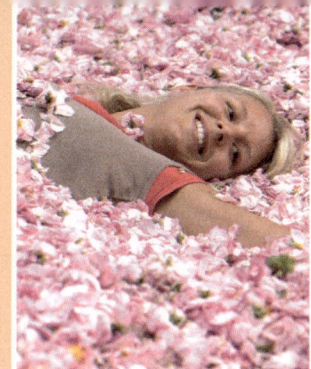
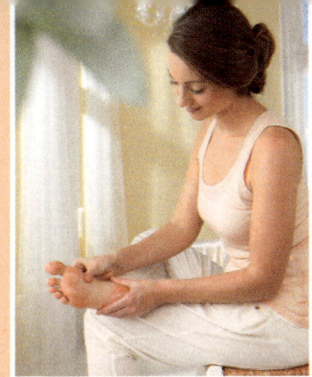

Geschickt ist es, ein Fläschchen mit einer bereits fertigen Mischung zur Hand zu haben.

Für die längere Behandlung von Prellungen und Verstauchungen kann man diese Mischung in 100 ml Mandelöl geben. Die betroffene Stelle mehrmals täglich mit dem Öl einreiben; ist eine wertvolle Unterstützung bei der Lymphbahnmassage.

Erkältung (aufkeimend), grippaler Infekt, Schwäche durch Klimaanlagen: Innere Anwendung

1 bis 2 Tropfen Lorbeer auf 1 Teelöffel Honig geben, in einer Tasse lauwarmem Wasser oder Kräutertee auflösen und schluckweise trinken.

Erkältung: Brustöl

8 Tropfen Cajeput mit 50 ml fettem Öl (Calendulaöl) mischen; diese Mischung ist auch für Kinder geeignet. Bei Kleinkindern nur 5 Tropfen Cajeput nehmen.

Erkältung: Mischungen für die Duftlampe

- 5 Tropfen Cajeput, 5 Tropfen Riesentanne, 3 Tropfen Zirbelkiefer
- Oder: 1 Tropfen Cajeput, 2 Tropfen Myrte Anden, 1 Tropfen Thymian Linalool, 1 Tropfen Zirbelkiefer, 3 Tropfen Zitrone
- Oder: 2 Tropfen Eukalyptus, 1 Tropfen Bergamotte, 3 Tropfen Lavendel, 2 Tropfen Myrte Anden, 2 Tropfen Riesentanne, 3 Tropfen Zeder

  Diese Mischung können Sie auch in Honig oder Sahne rühren und ins Badewasser geben oder in 50 ml Mandelöl tropfen und auf die Brust reiben.

Haut- und Nagelpilz

- Fußbad: 3 bis 5 Tropfen Teebaumöl mit 1 Esslöffel Honig vermischen und ins Wasser geben.
- Haut- und Nagelöl: 10 Tropfen Teebaumöl in 50 ml Jojobaöl geben und einreiben.

Heimweh

Den Lieblingsduft einatmen!

Insektenstich

Lavendel extra oder Lavendel fein auftragen.

Jetlag

Riechfläschchen mit Cajeput, Eukalyptus, Nelke, Thymian

Kakerlaken (im Urlaub, auf Reisen)

Eukalyptus- und Pfefferminzöl um das Bett herum auf den Boden geträufelt, hält unliebsame Besucher fern.

Kopfschmerzen

- 2 Tropfen Pfefferminzöl auf Stirn und Schläfen reiben (Achtung, keinesfalls in die Augen bringen!). Für leichtere Fälle ist auch ein Roll-on praktisch.
- Außerdem: Gletscherschockmassage (siehe »Übermüdung«, S. 106).

Mückenschreck

Mischung auf ein Tüchlein träufeln und in die Nähe legen: 7 Tropfen Citronella, 5 Tropfen Eucalyptus citriodora, 3 Tropfen Limette.

Reiseübelkeit

Pfefferminze als Riechfläschchen

Schlafprobleme

1 bis 2 Tropfen ätherisches Öl auf einem Wattebausch neben das Kopfkissen legen oder in die elektrische Duftlampe geben: für klare Träume – Lorbeer; bei Kindern – Lavendel.

Schock, nervöse Anspannung

1 Tropfen Neroli auf der Magen- und Bauchgegend (bzw. Solarplexus) verreiben.

Schürfwunde, kleine Verletzung

Lavendel extra oder Lavendel fein pur und großflächig auf die betroffene Stelle auftragen; es desinfiziert, reinigt die Wunde und fördert die Wundheilung.

Sonnenbrand, Verbrennung, Verbrühung

Lavendel extra oder Lavendel fein pur auf die Stelle auftragen; es nimmt den Schmerz und vermindert Schwellungen. Für uns ist es immer wieder ein Wunder, wie stark er wirkt.

Übermüdung

Gletscherschockmassage aus dem Hause PRIMAVERA:
Dazu sollten Sie möglichst zu zweit sein, weil man selbst nicht so leicht an die Stelle kommt. Zuerst den Nacken mit etwas Eis (Eiswürfel – oder im Winter Schnee) einreiben, dann 1 bis 2 Tropfen Pfefferminzöl auf den nassen Nacken reiben. Nun leicht auf den Nacken blasen oder mit einem Fächer oder Handtuch Wind verursachen. Danach mit einem Tuch den Hals gut einpacken. Es wird heiß und kalt, der Nacken wird gut durchblutet und die Spannung weicht.
Vorsicht: Nicht mit den Minzhänden an die Augen kommen – es brennt sehr!

Zahnschmerzen – Erste Hilfe für Erwachsene

2 bis 3 Tropfen Nelkenknospe mit einem halben Teelöffel Olivenöl mischen. Einen kleinen Wattebausch damit tränken und auf die schmerzende Stelle legen. Das überbrückt die Zeit bis zum Zahnarzttermin.

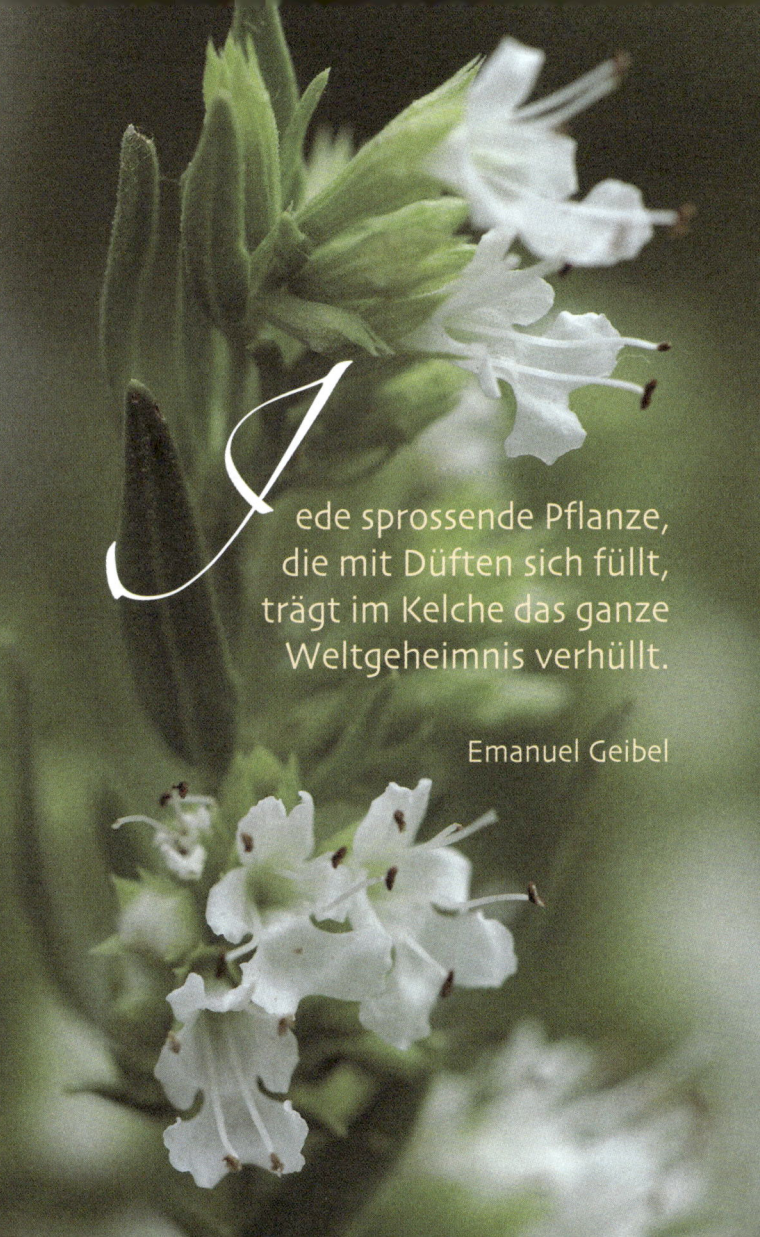

Jede sprossende Pflanze,
die mit Düften sich füllt,
trägt im Kelche das ganze
Weltgeheimnis verhüllt.

Emanuel Geibel

Düfte in weiten Räumen

Seit 1995 habe ich wertvolle Erfahrungen mit reinen ätherischen Ölen in der Großraumbeduftung (Messen, Ausstellungen, Events etc.) gesammelt. Hier ein paar Beispiele:

Eine namhafte Computerfirma beduftete jährlich ihren Messestand während der anstrengenden Computermessen Cebit und Systems. Der mehrjährige Versuch ergab, dass die Mitarbeiter nun weniger unter Stress und Überreizung litten. Sie fühlten sich leistungsfähiger und wohler. Die Stimmung besserte sich, die Besucher verweilten länger am Stand. Sogar ein Vogel fand die Umgebung attraktiv und ließ sich mitten in der Hightech-Messe auf dem Stand nieder. Unmittelbar nach der Messe verringerte sich die Krankheitsrate der Mitarbeiter um 30 Prozent.

Am Flughafen Frankfurt wird ein Tunnel beduftet. Licht, Musik und Duft schaffen zusammen eine Atmosphäre, die den Gästen während der langen Distanz ohne Tageslicht über Beklemmungsgefühle und Unwohlsein hinweghilft.

1995 eröffneten die Swarovski-Kristallwelten in Wattens. In Kooperation mit dem Künstler André Heller und der Medizinerin Liane Haidacher wurden Düfte für bestimmte Themen entwickelt, die seitdem Bestandteil dieser außergewöhnlichen Erlebniswelt sind.

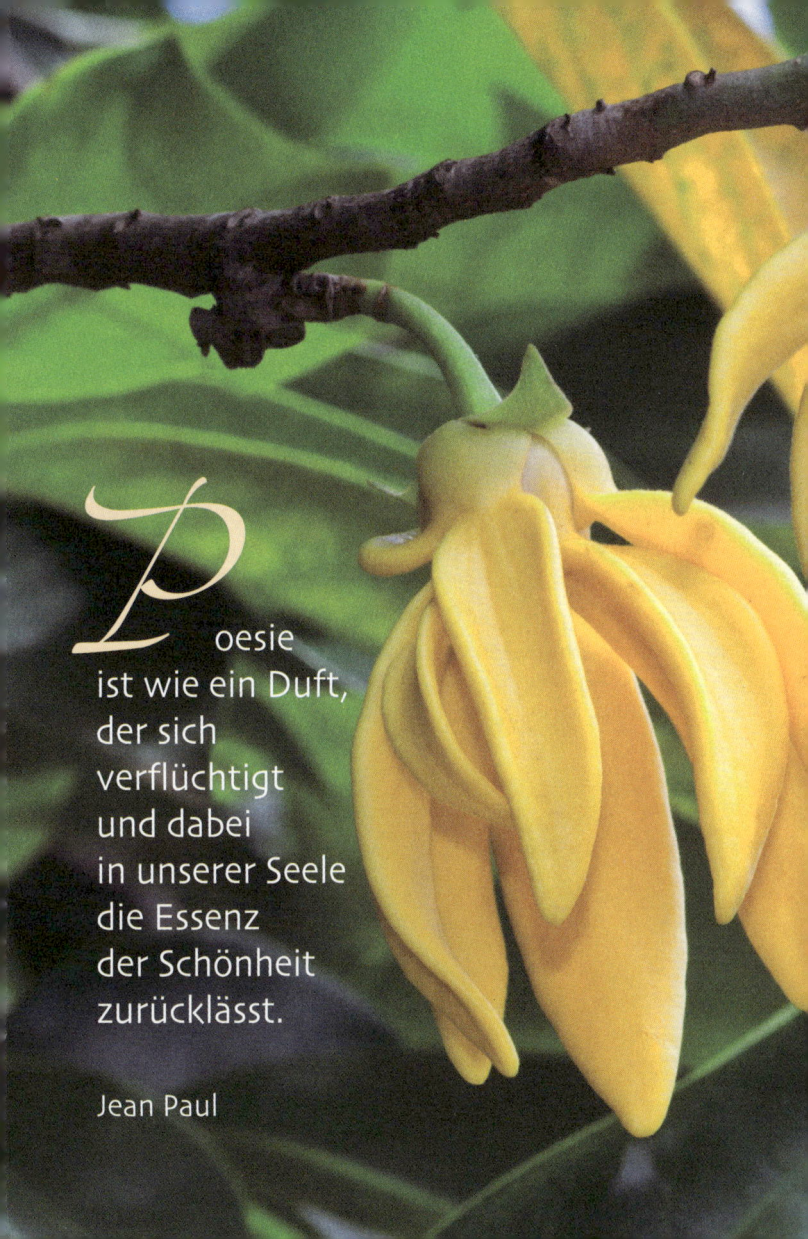

*P*oesie
ist wie ein Duft,
der sich
verflüchtigt
und dabei
in unserer Seele
die Essenz
der Schönheit
zurücklässt.

Jean Paul

Danksagung und Wunsch

Ich danke allen, die mich auf der Duftreise meines Lebens begleitet, unterstützt und inspiriert haben, von denen ich lernen durfte und die ihr Wissen mit mir geteilt haben.

Ich danke allen, die dazu beitragen, dass die ätherischen Öle weitere Wertschätzung, Anwendung und Verbreitung finden, damit wir in Zukunft gesünder, entspannter und glücklicher leben.

Ich danke Mutter Natur, weil sie uns mit diesen Schätzen versorgt und so viel Schönheit und Vielfalt hervorbringt, an der wir uns erfreuen können.

Ich wünsche mir, dass immer mehr Menschen respektvoll und achtsam mit Mutter Natur umgehen und ein weltweites positives Umdenken zugunsten einer gesünderen, gerechteren und nachhaltigeren Erde stattfindet. Mögen uns die Kräfte der ätherischen Öle dabei unterstützen!

Oy-Mittelberg, Juli 2012   Kurt L. Nübling

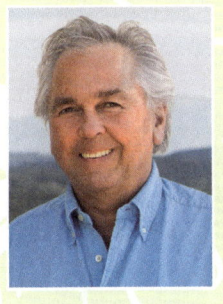

Kurt Ludwig Nübling ging, von Düften umgeben und geprägt, schon immer seiner Nase nach. Bereits im Alter von 17 Jahren reiste er in den Orient und atmete dort die vielfältigen, bunten Düfte und Wohlgerüche ein. Inspiriert von dieser und weiteren Reisen, machte er seine Leidenschaft zum Beruf. Er ist Mitgründer und geschäftsführender Gesellschafter von PRIMAVERA LIFE GmbH, Health & Life Coach und Feng Shui Experte. PRIMAVERA LIFE ist heute Marktführer im Bereich 100% naturreiner ätherischer Öle und bietet mit seiner Fachakademie das größte Fachausbildungszentrum für Aromatherapie weltweit.

Der Autor **Kurt L. Nübling** gibt auf Momanda, dem Social Network für spirituelle Menschen, regelmäßig Tipps zu Kräutermischungen, ätherischen Ölen, Aromatherapie sowie Naturkosmetik. Befreunden Sie sich auf Momanda mit ihm, und Sie erhalten automatisch Informationen über Anwendungen, Hilfsmittel, neue Kreationen sowie über Seminare der Akademie. Bleiben Sie mit Kurt L. Nübling in Kontakt und lesen Sie kostenlos seine Blogs oder schauen Sie sich seine Videobotschaften an.

www.momanda.de

Wichtiger Hinweis

Die im Buch veröffentlichten Empfehlungen wurden von Verfasser und Verlag sorgfältig erarbeitet und geprüft. Eine Garantie kann dennoch nicht übernommen werden. Ebenso ist die Haftung des Verfassers bzw. des Verlages und seiner Beauftragten für Personen-, Sach- und Vermögensschäden ausgeschlossen.

© KOHA-Verlag GmbH Dorfen
Alle Rechte vorbehalten
8. Auflage 2023

Bildnachweis:
• PRIMAVERA LIFE GmbH – S. 5, 14 links, 15 links, 18 rechts/19, 22, 28; 34/35 Nr. 3, 4, 5, 6, 7, 10; 36/37 Nr. 14, 15, 16, 17, 20, 21, 22, 25, 28; 38/39 Nr. 29, 30, 34, 39, 44, 45 • Tobias Görner – S. 14 rechts, 14/15 Mitte; 34/35 Nr. 1, 2 , 8; 36/37 Nr. 12, 13, 18, 23, 24, 27; 38/39 Nr. 33, 35, 37, 38, 40, 41, 42, 43, 46; 107 • Hunger & Simmeth – S. 13, 15 rechts, 18 links, 102/103 • Shutterstock – S. 1, 2/3; 34/35 Nr. 9; 36/37 Nr. 19; 38/39 Nr. 31; 109; kranzförmiges Ornament, S. 40 u. a. • Thinkstock – S. 36/37 Nr. 11; 38/39 Nr. 36 • KOHA – S. 36/37 Nr. 26; 38/39 Nr. 32 • Fotolia – Hintergrund-Ornament

Cover: Sabine Dunst/Guter Punkt, München
Motiv Titelbild: Tobias Görner

Lektorat und Layout: Birgit-Inga Weber
Gesamtherstellung: Karin Schnellbach
Druck: Finidr, Tschechien
ISBN 978-3-86728-207-9